GEHIRN UND SEELE.

REDE,

GEHALTEN AM 31. OCTOBER 1894 IN DER UNIVERSITÄTSKIRCHE
ZU LEIPZIG

VON

DR. PAUL FLECHSIG,
O. Ö. PROFESSOR DER PSYCHIATRIE AN DER UNIVERSITÄT LEIPZIG.

ZWEITE, VERBESSERTE, MIT ANMERKUNGEN UND FÜNF TAFELN
VERSEHENE AUSGABE.

ERSTER UND ZWEITER UNVERÄNDERTER ABDRUCK.

LEIPZIG,
VERLAG VON VEIT & COMP.
1896.

Druck von Metzger & Wittig in Leipzig.

CARL LUDWIG

ZUM

GEDÄCHTNISS.

Vorwort.

Es sind mir aus den verschiedensten Berufskreisen und Ländern so zahlreiche Aufforderungen zugegangen, meine als Universitätsprogramm veröffentlichte Rectoratsrede nochmals herauszugeben, dass ich mich für verpflichtet halte, dem Folge zu leisten. Ich komme hierbei allerdings in eine eigenartige Lage insofern, als ich durch die weitere Fortsetzung meiner Studien über den Hirnbau in mehreren Beziehungen über den Standpunkt hinaus gelangt bin, welchen ich in jener Rede eingenommen habe. Zudem brachte es die besondere Gelegenheit und die nothwendige Rücksicht auf den Ort des Vortrages mit sich, dass ich geflissentlich hier und da von der Anwendung schlagender Beispiele und scharfer streng wissenschaftlicher Ausdrücke absah, wodurch die Darstellung naturgemäss in manchen besonders wichtigen Punkten etwas verschwommen wurde. Ich habe es deshalb für zweckmässig gehalten, den Text des Vortrages an einigen wenigen Stellen zu ändern und insbesondere durch einige Zusätze (S. 25 ff.) zu ergänzen.

Wie ich aus Besprechungen der Rede in hervorragenden Organen der Tagespresse ersehe, hat sich das allgemeine Interesse hauptsächlich meinen Ausführungen über die Existenz besonderer Associationscentren in der Grosshirnrinde, der Abgrenzung besonderer Denkorgane zugewandt. Bei der Tragweite, welche der sichere Nachweis derartiger Brennpunkte der Geistesthätigkeit für alle an der „Seele“ interessirten Wissenschaften haben muss, erschien es mir geboten, dieser neuen Ausgabe einige Abbildungen und einiges Beweismaterial in Form von Anmerkungen beizufügen. Die fünf Tafeln sind einem in Vorbereitung befindlichen grösseren Werk entnommen, welches die Resultate meiner mehr als 20jährigen Studien über den Hirnbau zusammenfassen soll. Die Anmerkungen sind theils für den Fachmann, theils für den Laien bestimmt. Vielleicht wird der letztere vieles unverständlich, der erstere manches überflüssig finden; der gemischte Charakter dieser Schrift bringt dies naturgemäss mit sich.

Die Unterscheidung besonderer Denkorgane gewinnt ein um so höheres Interesse, als ich den Nachweis zu erbringen suche, dass es nicht, wie man bisher wohl gelegentlich vermuthete, ein solches Organ giebt, sondern nicht weniger als drei, oder da das von mir als mittleres bezeichnete vielleicht nur eine gewisse locale Bedeutung hat, wenigstens zwei. Die Stirn wird hierdurch ihres altehrwürdigen Rufes als Hauptwerthmesser geistiger Bedeutung um so mehr entkleidet, als die um die Gegend der Scheitelhöcker sich gruppirenden Rindenfelder allem Anschein nach zur genialen Production in besonders naher Beziehung stehen.

Ich habe es für zweckmässig gehalten, in den Anmerkungen sogleich auf einige Consequenzen hinzuweisen, welche die Bestätigung meiner Lehre für die Psychologie und Psychiatrie haben müsste. Dass ich hier überall auf den ersten Wurf das Richtige getroffen, möchte ich nicht beanspruchen; indess erschien es mir geboten, weitere Kreise zum Nachdenken über die berührten Gesichtspunkte anzuregen.

Die Psychologie hat es trotz endloser Bemühungen noch nicht zum Rang einer exacten Wissenschaft bringen können, nicht zuletzt deshalb, weil sie gezwungen war, unabhängig von der Hirnlehre ihre Grundbegriffe zu bilden. Dank der wahrhaft naiven Voraussetzung, dass man die Functionenlehre eines Organs wie das Gehirn entwickeln könne, ohne das Organ selbst zu kennen, ist sie zum Tummelplatz für allerhand seltsame Einfälle geworden, dagegen ausserordentlich arm geblieben an wirklich fruchtbaren Gesichtspunkten. Inwiefern ich durch meine Untersuchungen, wie ich glauben möchte, mit den Grundlagen von Kant's transcendentalen Formen der Anschauung und des Denkens in Berührung gelangt bin, muss ich dem Urtheil eingehender Kenner des Meisters der kritischen Philosophie überlassen. Die sich durchaus ungezwungen ergebenden Beziehungen zu Schopenhauer's grundlegenden Ideen habe ich selbst in den Anmerkungen hervorgehoben.

Auch die Psychiatrie hat unter dem Mangel klarer anatomischer Anschauungen über das Seelenorgan empfindlich gelitten und sich nicht zu einer den übrigen medicinischen Disciplinen ebenbürtigen Lehre entwickeln können, weil sie nicht im Stande war, ihr Beobachtungsmaterial auf organischer Basis zu ordnen. Noch in der letzten Zeit haben Verfasser verbreiteter psychiatrischer Lehrbücher mit der Verachtung der Hirnanatomie als brauchbarer Grundlage für das Verständniss krankhafter Geisteszustände geradezu geprunkt und dies als Beweis besonders reifer psychiatrischer Erfahrung hinzustellen versucht. Ich hoffe, dass diesem Hochmuth des

Nichtwissens in absehbarer Zeit ein Ende bereitet werden könne. Mehr als je habe ich die Überzeugung, dass das Gehirn als Organ voll und ganz die Seelenerscheinungen deckt und dass wir im Stande sind, die Bedingungen derselben mit gleicher Schärfe zu entwickeln, wie die alles anderen unserem Erkennen zugänglichen Naturgeschehens.

Paul Flechsig.

Hochansehnliche Versammlung!

Der Gebrauch unserer Universität verpflichtet den Rector, das ihm durch ehrendes Vertrauen der Herren Collegen übertragene Amt mit einem Vortrag aus seinem besonderen Lehrgebiet anzutreten, und so folge ich nur der Sitte, wenn ich in diesen altehrwürdigen Räumen Ihre Aufmerksamkeit auf eines der Grundprobleme meines Faches zu lenken suche, auf die Frage nach der Bedeutung des Gehirns für die psychischen Erscheinungen.

So lange es ein wissenschaftliches, über die unmittelbaren praktischen Bedürfnisse hinausstrebendes Denken in der Medicin giebt, mühen sich hervorragende Ärzte aller Culturvölker die Stätte zu schauen, wo die fühlende Seele kämpft und der denkende Geist das Weltbild gestaltet. In allen Zeiten wissenschaftlichen Aufschwungs wird das Problem mit frischer Kraft in Angriff genommen, und noch vor kurzem stand es im Vordergrund der klinischen Forschung, bis es durch das echte Kind unserer Zeit, die für das körperliche Wohl so überaus wichtige Bakteriologie, zur Seite gedrängt wurde.

Wie die Medicin ist auch die Philosophie seit Jahrtausenden bestrebt, die Beziehungen zwischen Geist und Körper zu erkennen; aber weit entfernt sich gegenseitig zu fördern, beachten sich Ärzte und Philosophen oft grundsätzlich überhaupt nicht oder verneinen wechselseitig die Haltbarkeit der gewonnenen Überzeugungen.

Wenn wir von der hohen Warte fortgeschrittener Erkenntniss aus die Wege überblicken, welche beide Wissenschaften zurückgelegt haben, so können wir kaum zu einem anderen

Urtheil gelangen, als dass die Medicin zu allen Zeiten in der Hauptsache dem heute erreichten Ziel näher kam, nicht sowohl weil schärferes Denken den Ärzten zu eigen — wer wollte dies einem Aristoteles,[1] einem Cartesius gegenüber behaupten? —, sondern weil ausschliesslich das besondere Beobachtungsobject des Arztes, das menschliche Individuum im gesunden und kranken Zustand, im Leben und im Tod, wirklich naturgemässe Anschauungen über die „Seele" vermittelt.

Die Ärzte werden sich schon deshalb in ihren Überzeugungen nicht beirren lassen dürfen, wenn auch gegenwärtig zahlreiche philosophische Psychologen die innere Begründung, den logischen Aufbau der medicinischen Hirn- und Seelenlehre zweifelnd bemängeln, wenn der Dialektiker von heute mitleidig herabblickt auf den Forscher, welcher der „Seele" einen besonderen Sitz[2] im Körper zuzuweisen trachtet. In der That kann dieses Bestreben nur demjenigen ungereimt erscheinen, welcher hinter jenem Begriff etwas wesentlich Anderes sucht, als die Gesammtheit der in einem individuellen Bewusstsein gegebenen inneren Erlebnisse. Derartigen metaphysischen Anwandlungen steht aber die moderne Medicin aus guten Gründen völlig fern; sie zieht in den Kreis ihrer Betrachtung ausschliesslich die der Beobachtung wirklich zugänglichen Seelenerscheinungen und ihre materiellen Bedingungen — die Speculation über immanente Beziehungen des Einzelbewusstseins zu einer Weltseele, einem geistigen All-Leben u. dergl. m. überlässt sie gern und neidlos der Philosophie.

Ausgehend von der Thatsache, dass Bewusstsein nur bei Lebenden sich äussert und dass die einzige Bewusstseinsform, welche wir aus der eigenen Erfahrung wirklich kennen, das menschliche Fühlen und Vorstellen, sich ändert mit wechselnden Zuständen des Körpers, erklären wir die Seele für eine Funktion des Körpers, die Seelenerscheinungen für Lebenserscheinungen, für den Ausdruck von Lebensvorgängen, welche sich von anderen Vorgängen dieser Art (besonders im Nervensystem) zunächst dadurch sondern, dass sie eben mit Bewusstsein einhergehen. Die Medicin in ihren massgebenden Vertretern fasst also das Bewusstsein als Begleiterscheinung biophysischer Vorgänge auf, keineswegs aber hiermit ohne Weiteres als eine Resultirende derselben im mechanischen Sinne.

Dass von allen Körpertheilen das Gehirn die nächsten Beziehungen zu den psychischen Erscheinungen hat, wurde wahrscheinlich schon von der Schule des Hippokrates gelehrt auf Grund der Erfahrung, dass Verletzungen und Erkrankungen des Gehirns am regelmässigsten die Seele beeinträchtigen. Seitdem haben Ärzte und Physiologen im Ganzen und Großen unentwegt an der Überzeugung festgehalten, dass die Erforschung des Gehirns den Schlüssel zu einer wissenschaftlichen Seelenlehre erbringen werde, und die heutige medicinische Psychologie will in der That nichts anderes sein, als ein Abschnitt der Lehre von den Hirnfunctionen. Welche Hirntheile sind in Thätigkeit, wenn wir denken oder fühlen; welcherlei chemische und physikalische Vorgänge sind hierbei betheiligt? Das sind die Fragen, welche der Arzt sich vorlegt.

Das bisher Erreichte ist ja nun freilich nach keiner Richtung hin abschliessend und fast verschwindend im Verhältniss zu der Summe der überhaupt zu lösenden Probleme. Unser gesichertes Wissen beschränkt sich im Wesentlichen auf die Gestaltungsverhältnisse, die Form der Gewebs-Elemente, an welche die geistigen Erscheinungen geknüpft sind, ihre gegenseitige Verbindung, ihre Localisation im Gehirn.[3] Ein Zurückführen auf die zu Grunde liegenden Substanzen und Kräfte ist noch nicht möglich; wir wissen nur, dass die im Gehirn vorhandenen chemischen Elemente in Betracht kommen; wir vermuthen, dass diese Elemente sich im lebenden Gehirn zu den complicirtesten Körpern unseres Planeten verbinden; aber wir kennen vorläufig nur Zersetzungsproducte der psychischen Substanz; und somit liegen selbst die vorstellbaren Grenzen des Naturerkennens auf diesem Gebiet noch in nebelhafter Ferne.

Die moderne Hirnlehre stellt den Satz auf, dass nicht alle Theile des Gehirns von gleicher Bedeutung für das seelische Leben sind. Die für das blosse Auge unterscheidbaren Abschnitte lassen sich der Übersicht halber in zwei Hauptgebiete gruppiren, welche man als höhere und als niedere Hirntheile einander gegenüberstellen kann.

Die niederen Hirntheile schieben sich zwischen die windungsbedeckten Grosshirnlappen und das Rückenmark ein und umfassen das verlängerte Mark nebst Anhängen, darunter Kleinhirn und Vierhügel und wenigstens einen Theil der Grosshirnganglien (vergl. Fig. 1 Taf. I).

Von allen diesen Gebieten ist nach der Meinung zahlreicher neuerer Forscher *nur* die *graue Rindensubstanz der Grosshirnlappen*, die *Grosshirnrinde* fähig, Bewusstsein zu vermitteln. Dieser Satz ist indess *keineswegs* endgiltig erwiesen; laut und eindringlich spricht die pathologische Erfahrung nur dafür, dass die Vorstellungsthätigkeit, das Vorstellen der Aussenwelt und des Körpers — nicht aber alles *elementare* Empfinden und *alles* „Fühlen" — an die Grosshirnhalbkugeln gebunden ist, und dass hier verschiedenen *Qualitäten von Vorstellungen*, wie *Gesichts-*, *Gehörsvorstellungen* u. a. m. *räumlich getrennte Gebiete entsprechen*.

In dieser „Localisationstheorie" erblickt man hauptsächlich von nicht-medicinischer Seite eine Rückkehr zu der im Anfang dieses Jahrhunderts vielgerühmten und vielgeschmähten Lehre, mit welcher der Name *Franz Josef Gall's* untrennbar verbunden ist, zur *Phrenologie*. Aber man irrt, wenn man die neuere Hirnphysiologie durch die Bezeichnung als „moderne" Phrenologie dem Fluch der Lächerlichkeit preiszugeben meint; man erniedrigt sie hierdurch nicht, sondern man umkleidet nur den Namen *Gall's* mit einem neuen Glorienschein. Wir lehnen keineswegs alle Beziehungen zu *Gall* ab; die neuen Anschauungen über die Hirnfunctionen haben mit der alten Phrenologie manches gemeinsam: denn auch die letztere fusst zum Theil auf thatsächlichen Beobachtungen. Aber *Gall* ist nicht der Vater der modernen Hirnphysiologie; er ist nur ein Vorläufer — von zweifellos nicht gewöhnlicher Veranlagung; nur darf man, um seine wirkliche Bedeutung zu erfassen, den Zustand der Hirnlehre unmittelbar vor seinem Auftreten nicht ausser Acht lassen.

Noch herrschte damals in weiten Kreisen die Cartesianische Lehre vom Seelensitz. Der berühmte und noch jetzt mit Recht geschätzte Anatom Sömmering hatte soeben, vor kaum hundert Jahren, die Constructionen Descartes's der wissenschaftlichen Welt durch eine originelle Fassung annehmbar zu machen versucht, und kein geringerer als Kant hatte diesem sonderbaren Unternehmen die Ehre einer, wenn schon ironisch angehauchten Kritik zu Theil werden lassen. Alle Sinnes- und Bewegungsnerven, lehrte Sömmering (gleich Cartesius), enden oder entspringen in der Wand der Höhlen, welche im Innern des Gehirns gelegen sind; und kein anderes materielles Band verknüpft alle diese räumlich gesonderten Apparate zu einer Einheit, als der wässrige Inhalt der Höhlen, das Hirnwasser, welches allein der Sitz der Seele sein kann.[5]

Demgegenüber erscheint die Lehre Gall's, dass die Hirnwindungen das wichtigste Substrat der Seelenthätigkeit darstellen, als ein unvergleichlicher Fortschritt. Ausschliesslich in dieser Grundanschauung sowie in dem Satz, dass die einzelnen Windungen des Grosshirns nicht alle geistig gleichwerthig sind, nähert sich Gall der modernen Localisationstheorie. Hingegen muss diese fast jede Gemeinschaft mit seinen Ansichten über die einzelnen Seelenvermögen und ihre siebenundzwanzig Hirnorgane ablehnen. Hiermit fällt auch die Schädellehre in der besonderen Form, welche Gall ihr gegeben — nicht aber jede Möglichkeit, eine exactere Gestalt für dieselbe zu finden.

Gemeinhin gilt der Physiolog Flourens (1842) für den wissenschaftlichen Überwinder der Phrenologie. Man vermuthet, dass er sich gleich Sömmering von vornherein die Seele als ein einheitliches Wesen vorstellte und bei der Deutung seiner Experimente am Thier von dieser Anschauung massgebend beeinflusst worden ist. Durch Verlust des Grosshirns, lehrt er, wird das Thier alles dessen beraubt, was man als Wahrnehmung und Willen bezeichnet. An diesen Gesammtleistungen hat aber jedes Stück des Grosshirns einen durchweg gleichen Antheil, weshalb sich mit Fortnahme jedes beliebigen Massentheiles alle Seelenfunktionen: die Gesichts-, die Gehörsvorstellungen und alles andere in entsprechendem procentualen Verhältniss vermindern.

Flourens' Vorstellungen haben fast ein Menschenalter hindurch die Physiologie beherrscht, sich aber doch schliesslich theils als irrthümlich, theils als unvollständig erwiesen. Die Pathologen haben sie für den Menschen nie ganz widerspruchslos angenommen; war doch bereits vor Flourens die Aufmerksamkeit der Ärzte auf jenes eigenthümliche Krankheitsbild gerichtet, welches wir gegenwärtig Aphasie nennen, d. h. auf das Unvermögen, den Gedankeninhalt durch die articulirte Sprache auszudrücken, ohne dass Lähmungen der Sprachmuskeln oder allgemeine Geistesschwäche zu Grunde liegen. Nachdem schon Gall und sein Schüler Bouillaud erkannt, dass umschriebene Zerstörungen des Grosshirns besonders in der Stirngegend derartige Zustände herbeizuführen vermögen, fand der französische Arzt Marc Dax, dass Aphasie im Wesentlichen nur durch Erkrankung der linken Grosshirnhälfte entsteht und schliesslich konnte 1863 Broca die Sätze aufstellen, dass speciell die dritte Stirnwindung für die articulirte Sprache wichtig ist und dass bei allen Rechtshändern, d. i. ca. 98 % aller Menschen, nur die linke dritte Stirnwindung auf das Sprechen eingeübt wird, während bei Linkshändern der entsprechende Theil der rechten Hirnhälfte hierfür eintritt.

Wir kennen jetzt sehr zahlreiche Unterarten der Aphasie; die Sprache ist häufig nicht ganz aufgehoben, sondern nur verstümmelt; bald leidet nur die Lautsprache, bald auch die Schrift, bald nur das Wortgedächtniss, bald auch die syntaktische Diction.

Keineswegs ist in allen Fällen nur die dritte Stirnwindung, die sogenannte Broca'sche Stelle betheiligt. Diese wird vornehmlich erkrankt gefunden, wenn Unfähigkeit besteht, dem Bewusstsein als Klangbilder vorschwebende Worte auszusprechen. Andere Formen von Aphasie beruhen auf Verletzungen des Schläfentheils, noch andere des Scheiteltheils; doch ist es unmöglich, an diesem Ort auf alle hierhergehörigen

Erfahrungen einzugehen, welche der Fleiss der Ärzte[6] gesammelt hat. Dieselben beweisen für sich schon, dass keineswegs alle Regionen des Gehirns geistig gleichwerthig sind, und das nämliche erhellt in überzeugender Weise aus einer zweiten Reihe pathologischer Erfahrungen, welche auf Beziehungen einzelner Bezirke der Hirnoberfläche zu Sinneseindrücken und zu willkürlichen Bewegungen hinweisen. Es kann gegenwärtig als sicher betrachtet werden, dass in der Hinterhauptsgegend des Grosshirns ein Gebiet liegt, dessen Zerstörung die Gesichtsempfindungen gänzlich aufhebt. Wir „sehen" mit dem Hinterhauptstheil des Grosshirns. — In gleicher Weise lässt sich klinisch nachweisen, dass das Gehör an den Schläfentheil gebunden ist, der Geruch an die untere Grosshirnfläche, der Tastsinn an die obere Stirn- und vordere Scheitelgegend (vergl. Taf. IV).

Bei Erkrankung dieser Sinnesregionen treten aber auch vielfach Bewegungsstörungen auf, z. B. bei Verletzung der Rindenzone des Tastsinnes in den Körpertheilen, welche mit einem besonders feinen Tastsinn ausgestattet sind, insbesondere Vorderarm und Hand,[7] bei Verletzungen nahe der Sehsphäre Abweichungen der Augenstellung, diese aber nur vorübergehend. Und so gehören denn auch Anomalien der zur schärferen Auffassung und Unterscheidung von Sinneseindrücken dienenden Bewegungen[8] zu den Symptomen von Verletzungen der Grosshirnwindungen, während die Bewegungen des Gesammtkörpers von Ort zu Ort, zur Abwehr etc. dauernd und vollständig nur durch Erkrankungen aufgehoben werden, welche auch die niederen Hirntheile betreffen oder wenigstens in ihrer Thätigkeit beeinträchtigen.[9]

Wenn es die Pathologie in relativ kurzer Zeit so weit gebracht hat, so vermochte sie dies nicht ausschliesslich aus eigener Kraft. Erst nachdem den Ärzten durch das Thierexperiment die Sinne geschärft waren, lenkte sich ihre Aufmerksamkeit auf die nur genannten Regionen des menschlichen Gehirns.

Die Experimentalphysiologie trat in eine neue Epoche, als man begann, die Oberfläche des Thiergehirns mit dem galvanischen Strom abzutasten (Fritsch und Hitzig 1870), und hierbei ergab sich zuerst das werthvolle Resultat, dass nur bei Reizung einzelner Regionen Bewegungen von Körpertheilen eintreten dergestalt, dass zwischen gereiztem Ort und bewegtem Körpertheil streng gesetzmässige Beziehungen bestehen. Die Physiologie berührte bei diesen ersten grundlegenden Versuchen noch keineswegs das eigentlich geistige Gebiet; sie entdeckte, wie wir jetzt wissen, thatsächlich nur die Ursprünge einzelner motorischer Leitungen in der Grosshirnrinde; indess führte die Fortsetzung dieser Versuche mehr und mehr in das Reich der Seelenerscheinungen hinein. Durch faradische Reizung brachte Ferrier (1873) von der Hirnoberfläche aus Bewegungen hervor, welche den Charakter des Zweckmässigen, des Zielbewussten an sich tragen, Bewegungen einzelner Körpertheile, wie sie das unversehrte Individuum ausführt, um tastend oder schauend oder horchend oder schnüffelnd die Aussenwelt, die Materie nach ihren sinnlichen Attributen zu durchforschen. Weiter erzielte man durch systematisch variirte Abtragung (Munk)[10] einzelner Windungen dieselben Störungen der Sinnesthätigkeit beim Thier, welche man später beim Menschen kennen lernte — und wenn die Phantasie einiger Physiologen auch bei der Schilderung der desorganisirten Thierseele sich gelegentlich vom sicheren Boden des thatsächlich Erkennbaren entfernte, so ist der Werth ihrer gesicherten Befunde immerhin noch unschätzbar gross.

Endlich sollte ein die Bahnen von Flourens wandelnder Physiolog, dem die Hirnlehre schon von früher her zahlreiche klare Anschauungen verdankt, sie mit einem neuen kostbaren Geschenk bereichern. Indem es Goltz gelang, einen des Grosshirns beraubten Hund am Leben zu erhalten, vermochte er genauer als Flourens festzustellen, welcher Leistungen hier die niederen Hirntheile noch fähig sind, wenn ihnen die Führung des Grosshirns fehlt. Goltz hat klar bewiesen, dass auch das grosshirnlose Säugethier keineswegs aller seelischen Regungen völlig bar ist. Obwohl alles dessen beraubt, was auf Gedächtnis und Überlegung hinweist, obwohl unfähig mit Hülfe der Sinne die zur Befriedigung seiner körperlichen

Bedürfnisse nothwendigen äusseren Objecte selbst aufzufinden, ist das Thier nicht eine absolut willenlose Maschine im Sinne von Flourens. Es vermag noch Laufbewegungen auszuführen und sich aufrecht zu erhalten. Durch äussere Reize, Drücken, grelles Licht, erschütternde Geräusche wird es in Bewegung gesetzt unter Ausserungen, aus welchen wir auf Unlust, Unbehagen zu schliessen gewöhnt sind. Es geräth in Wuth, beisst und heult, wenn es vom sicheren Erdboden in die Luft gehoben wird, und — was noch weit bedeutsamer erscheint — Entbehrung der Nahrung, also ein Zustand, welchen wir als Hunger fühlen, setzt den ganzen Körper in lebhaftere Bewegung. Nach genügender Nahrungsaufnahme tritt Ruhe ein, und eine Art Befriedigung malt sich im Gebahren des grosshirnlosen Wesens. Die körperlichen Bedürfnisse wirken also auch bei völligem Grosshirnmangel noch treibend auf den Gesammtkörper und setzen überdies alle die Einzelapparate in Bewegung, welche der unmittelbaren Befriedigung der körperlichen Triebe dienen. Sind diese aber gestillt, so erlöscht die Unruhe und ein ruhiger anscheinend traumloser Schlaf umfängt den Körper, bis intensivere äussere Reize oder von innenher Nahrungsmangel u. dergl. das Bewusstsein von neuem anfachen, oder wenigstens entsprechende Ausserungen auslösen.

Der weittragende Werth dieser Versuche liegt nicht in dem Aufschluss, welchen sie uns über den Zustand des Bewusstseins nach Verlust des Grosshirns geben; hierüber wissen wir nichts! Aber sie zeigen uns deutlich die Macht und die Selbstständigkeit der körperlichen Triebe,[11] und sie liefern uns die ersten Elemente für eine exacte Analyse der thierischen Handlungen. Sie lehren, dafs ein grosser Theil dieser Handlungen ausschliesslich durch körperliche Einflüsse ausgelöst wird und mit dem „Geist“ absolut nichts zu schaffen hat.

Dass für den Menschen ganz ähnliche Verhältnisse vorauszusetzen sind, lehren mannigfaltige Beobachtungen. Zunächst am neugeborenen Kind! Indem dasselbe besonders bei zu früher Geburt mit einem fast vollständig unreifen Grosshirn zur Welt kommt,[12] mit einem Grosshirn, welches des Nervenmarkes fast vollständig entbehrt und so auch chemisch sich von dem des Erwachsenen ganz wesentlich unterscheidet, gleicht der Mensch im Beginn seines Erdenwallens einem grosshirnlosen Wesen — und doch sind die Triebe schon mit dem ersten Athemzug in ihm mächtig, und schreiend verlangt der Körper nach Befriedigung seiner Bedürfnisse, nichts anderes kennend als diese einzige Aufgabe, freilich auch die allerwichtigste für die Ermöglichung des Lebens überhaupt. Sind die Triebe befriedigt, wird der Körper nicht von Unlust weckenden äusseren Reizen getroffen, so schwinden auch die Zeichen von Bewusstsein regelmässig. Die absolute Herrschaft der niederen Triebe zieht sich weit in das Leben hinein; lange stehen die Sinnesorgane fast ausschliesslich im Solde derselben, nur Gelegenheit für ihre Befriedigung erspähend — und zahlreiche Individuen bringen es überhaupt nicht viel weiter.

In Bezug auf den erwachsenen Menschen spricht die pathologische Erfahrung für die Giltigkeit der Goltz'schen Beobachtungen am Thier. Wir kennen zahlreiche Zustände, wo das Bewusstsein der Aussenwelt und der eigenen Person vollständig erloschen scheint und trotzdem der Körper gemeinhin dem Ausdruck lebhafter Gefühle dienende Bewegungen vollführt, ja wo es sogar zu geregelten Ortsbewegungen des Gesammtkörpers und zu gemeingefährlichen Handlungen kommt, ohne dass irgend welche Theilnahme des vorstellenden Bewusstseins nachweisbar ist.[13]

Doch um tiefer in diese bis auf den Grund des Charakters führenden Erscheinungen einzudringen, ist es notwendig, zunächst einen Blick zu werfen auf eine weitere wichtige Gruppe von Thatsachen, über welche die moderne Hirnlehre gebietet: auf die neueren Forschungen über den inneren Bau, die innere Gliederung, den inneren Zusammenhang des menschlichen Gehirns. Die Anatomie des Gehirns erscheint dem Laien gewöhnlich als etwas fremdartiges, kaum beachtenswerthes; ahnt er doch nicht, dass in ihr der Schlüssel zu jeder naturgemässen Auffassung der Geistesthätigkeit gegeben ist, und dass unsere gesammte Kulturfähigkeit ausschliesslich von den Einrichtungen unseres Gehirns abhängt. In der That spiegelt sich im Aufbau des Gehirns deutlich und klar erkennbar ein grosser Theil seiner Leistungen wieder.

Die Anatomie zeigt deutlich, dass in den niederen Hirntheilen Apparate gegeben sind, welche Gesammtzustände des Körpers von innenher wiederzuspiegeln vermögen. Mit Hülfe der von allen Muskeln, Sehnen, Gelenken, den Bogengängen des Ohrlabyrinths etc. herbeiziehenden Leitungen registrirt das Kleinhirn[14] ununterbrochen jede Lageveränderung der beweglichen Körpertheile und erzeugt so jederzeit ein erschöpfendes statisch-mechanisches Bild des Ganzen, dass wir uns nicht wundern können, wenn auch ohne Mitwirkung äusserer Sinneswahrnehmungen zweckmässige Bewegungen des Gesammtkörpers zu Stande kommen. Das verlängerte Mark hängt mit[15] Nerven zusammen, deren specifische Aufgabe es ist, den Mangel an fester Nahrung, an Wasser, an Sauerstoff, also chemische Veränderungen anzuzeigen bezw. durch localisirte Hunger-, Durst- und Angstgefühle zum Bewusstsein zu bringen. — Für die Gestaltung der geistigen Vorgänge maassgebend ist aber der Mechanismus des eigentlichen Grosshirns. Bis vor wenigen Jahrzehnten fehlte es noch an jeglicher zuverlässigen Methode, um das Organ mit seinen Milliarden von Ganglienzellen und Nervenleitungen auseinander zu legen. Gegenwärtig besitzen wir solche Methoden, und unter allen ragt hervor, was Aufschlüsse über den Gesammtplan anlangt, die Entwickelungsgeschichte, aber nicht die Geschichte der ersten Bildung, der frühesten Formwandlungen, sondern die Geschichte des weit später sich vollziehenden inneren Ausbaues.[16] Alle anderen Methoden der Untersuchung, insbesondere auch die auf gewisse Entartungszustände gegründeten, können nur als Ergänzungen dienen für die thatsächlich eine natürliche Selbstzergliederung des Gehirns benützende entwickelungsgeschichtliche Forschung. Scharf markiren sich bei dem streng gesetzmässig und systematisch ablaufenden Process der Markscheidenbildung die grossen Grundlinien, indem ein Glied des Mechanismus nach dem andern reift und in Thätigkeit tritt, gleichzeitig mit den im Hirnbau selbst verwirklichten Ideen das Werden und Wachsen des individuellen Bewusstseins klar wiedergebend.

Während nun die niederen Hirntheile, welche die ersten Angriffspunkte für die Triebe darstellen,[17] schon bei der Geburt ihre Entwickelung abgeschlossen haben, sind im Grosshirn auch bei dem völlig reifen Kinde nur einige wenige Nervenleitungen fertig gestellt; und diese Leitungen verknüpfen ausschliesslich empfindliche Theile des Körper-Innern, insbesondere die Muskeln, sowie einige Sinneswerkzeuge mit dem Centralherd des Bewusstseins, der grauen Rinde des Grosshirns. Eine Sinnesleitung nach der andern, den für die zweckmässige Auswahl der Nahrung besonders wichtigen Geruchsinn an der Spitze,[18] der Gehörsinn zuletzt, dringt von der Körperoberfläche her gegen die Rinde vor; und hierbei zeigt sich nun deutlich, dass alle die Regionen der Hirnoberfläche, welche die Pathologie mit den Sinnesempfindungen in Beziehung bringt, nichts anderes sind, als die Endpunkte der Sinnesleitungen in der Grosshirnrinde, die inneren Endflächen der Sinnesnerven. Die Zerstörung dieser inneren Sinnesorgane[19] ist es, welche „Rinden-Blindheit“, „Rinden-Taubheit“ u. s. w. zur Folge hat.

Nachdem die Sinnesleitungen des Kindes bis zu diesen Rindenorganen fertiggestellt sind, beginnen[20] von da aus neue Bahnen sich in umgekehrter Richtung zu entwickeln. Die einen dringen gegen die niederen Hirnregionen, zum Theil auch direkt gegen das Rückenmark[21] hin vor, gegen die Ursprünge der Bewegungsnerven — und so bewaffnet sich eine innere Sinnesfläche nach der anderen mit Leitungen, welche feinabstufbare Willensimpulse auf die motorischen Apparate, insbesondere auf die Muskeln der peripheren Sinneswerkzeuge übertragen, allen voran der Tastsinn, welchem sich beim Menschen Hunderttausende[22] wohl isolierter Leitungen zur Verfügung stellen, um die tastenden Hautflächen zu bewegen. Schon diese starke Entwickelung der inneren Organe des Betastens, des Begreifens beeinflusst sichtlich die Gesammtform[23] des menschlichen Gehirns wie nicht minder seine geistige Leistungsfähigkeit.

Die inneren Endflächen der äusseren Sinne in der Hirnrinde treten aber auch in Beziehung zu den verschiedenen Angriffspunkten der körperlichen Triebe, durch Nervenleitungen, welche höchst wahrscheinlich eine wechselseitige Beeinflussung der

Triebe und der äusseren Sinneseindrücke ermöglichen. Sind in diese Leitungen, wie ich annehmen möchte, die Grosshirnganglien eingeschaltet, so nimmt hier das dem Gehörsinn zugehörige Rindencentrum eine beachtenswerthe Sonderstellung ein, indem es nur spärliche Verbindungen mit den Grosshirnganglien erkennen lässt — und vielleicht beruht hierauf der idealere Charakter der Gehörseindrücke, welcher die Tonkunst von vornherein zum natürlichen Vermittler der geistigen Gefühle bestimmt. Im Gegensatz hierzu besitzt das Rindenfeld des mit den niederen Trieben so eng verbundenen Geruchsinns die ausgedehntesten Beziehungen zu den Grosshirnganglien.[24]

Das dem Tastsinn zugeschriebene Gebiet in der oberen Stirn- und vorderen Scheitelgegend erweist sich als Theil eines grossen zusammenhängenden Rindenfeldes, in welchem der Körper zum zweiten Mal sich in seiner ganzen Ausdehnung wiederspiegelt, und von dem aus auch alle zur Befriedigung der körperlichen Triebe dienenden Bewegungen (Schlucken, Kauen, Athmen, sowie auch die Locomotion, das Ergreifen äusserer Objecte) psychisch-reflectorisch und willkürlich ausgelöst werden können. Indem hier dicht neben den Ursprüngen weitaus der meisten psycho-motorischen Bahnen die Endstationen sämmtlicher Leitungen liegen, welche neben den objectivirten Tastempfindungen die Körpergefühle, die Lageempfindungen der einzelnen Körpertheile etc. vermitteln, haben wir einen Bezirk vor uns, an welchen die wesentlichste Grundlage des Selbstbewusstseins, das Bewusstwerden des Körpers, geknüpft ist. Es dürfte demgemäss zweckmässig sein, dieser grossen, alle übrigen Sinnescentren an Ausdehnung weit übertreffenden Rindenzone die Bezeichnung „Körperfühlsphäre“ zu ertheilen, wodurch dieselbe gegenüber den lediglich äussere Eindrücke aufnehmenden Sinnescentren wie die Hörsphäre scharf charakterisirt wird.[25]

So ist der Körper doppelt im Gehirn vertreten, einmal in den niederen Hirntheilen, den automatisch-reflectorisch thätigen ersten Angriffspunkten der körperlichen Triebe, einmal in der Grosshirnrinde, in der Sphäre der höheren geistigen Vorgänge, hier gleichzeitig als ein mit Hilfe der äusseren

Sinne vorstellbares Object und als ein mittelst innerer Eindrücke, insbesondere der Sehnen-, Muskel- und Eingeweidenerven unmittelbar sich fühlendes Subject.

Sucht man sich den Gesammtumfang der psychischen Funktionen vorzustellen, welche ausschliesslich an die inneren Sinnesflächen geknüpft sind, so darf man nicht ausser Acht lassen, dass beim geistesgesunden Erwachsenen sich alle Sinneseindrücke sofort mit zahlreichen Erinnerungen verbinden. Erst durch Verknüpfung von Eindrücken mit Erinnerungen entstehen Vorstellungen; erst hieraus resultirt die richtige Deutung unserer Sinneseindrücke. Reine Sinneseindrücke ohne Erinnerungen kommen beim geistesgesunden Erwachsenen kaum vor, während sie bei krankhaften Störungen des Bewusstseins nicht selten zu sein scheinen.[26] Da beim Menschen, welcher allein hier maassgebend sein kann, Erinnerungen nicht regelmässig in grösserer[27] Zahl schwinden, wenn ausschliesslich Sinnescentren erkranken, — können wir diesen letzteren nicht die Fähigkeit zuschreiben, für sich allein neben den Sinneseindrücken auch sämmtliche Erinnerungsbilder zu vermitteln; sie haben aber wohl zweifellos in den Vorstellungen, wie wir sie im ausgebildeten Bewusstsein finden, den wesentlichsten Antheil an dem, was sinnlich scharf und deutlich erscheint, d. h. das Gepräge specifischer Energie an sich trägt, und mit Rücksicht hierauf darf man die Sinnesflächen der Grosshirnrinde auch als Wahrnehmungscentren bezeichnen.

An diesen Wahrnehmungen ist aber nicht nur bemerkenswerth die sinnliche Schärfe, sondern auch das Zusammenfliessen mehr oder weniger zahlreicher elementarer Empfindungen zu „einheitlichen“ psychischen Gebilden, so dass bereits hier die „verknüpfende Thätigkeit der Seele“ hervortritt.[28]

Für die richtige Deutung der Sinneseindrücke, für ihre geistige Verarbeitung kommt zum mindesten in gleichem Maasse eine zweite Gruppe von Bezirken der Grosshirn-Oberfläche in Betracht, welche wiederum nur durch die Untersuchung des Kindes sich scharf umgrenzen lassen. Nur etwa ein Dritttheil der menschlichen Grosshirnrinde steht in direkter[29] Verbindung mit den Leitungen, welche

Sinneseindrücke zum Bewusstsein bringen und Bewegungsmechanismen, Muskeln anregen; zwei Drittel haben direct hiermit nichts zu schaffen; sie haben eine andere, eine höhere Bedeutung.

Welcher Art dieselbe ist, lässt schon die mikroskopische Untersuchung bis zu einem gewissen Grade erkennen. Während jedes Sinnescentrum der Hirnrinde einen besonderen charakteristischen Bau besitzt, der bei einzelnen[30] deutlich erinnert an die Nerven-Ausbreitungen je in dem zugeordneten äusseren Sinneswerkzeug, tragen die höheren Centren — welche ich der Verständlichkeit halber von vornherein als geistige bezeichnen will, als „Denkorgane“ gegenüber den „inneren Sinnen“ — ein mehr einheitliches[31] Gepräge, einen gleichmässigen Typus der mikroskopischen Struktur, obwohl sie sich über die verschiedensten Regionen der Hirnoberfläche ausbreiten. Sie bilden einestheils das eigentliche Stirnhirn, den hinter der freien Stirnfläche, unmittelbar über den Augen gelegenen Hirntheil, ferner einen grossen Theil der Schläfen- und Hinterhauptslappen, ein mächtiges Gebiet im hinteren Scheiteltheil und endlich die tief im Innern des Hirns versteckte Insula Reilii. Also mehrere[32] grosse wohlgesonderte Bezirke giebt es im menschlichen Gehirn, welche nicht direct mit Sinneseindrücken von aussen her oder aus dem Körperinnern, noch mit Bewegungsimpulsen zu thun haben, deren Thätigkeit somit ganz nach innen gerichtet erscheint.

Aber dieselben bieten noch weitere Besonderheiten, welche von vornherein auf ihre höhere, auf ihre geistige Bedeutung hinweisen. Noch einen Monat nach der Geburt sind die geistigen Centren unreif, gänzlich bar des Nervenmarkes, während die Sinnescentren schon vorher — ein jedes für sich, völlig unabhängig von den anderen — herangereift sind.[33] Erst wenn der innere Ausbau der Sinnescentren zum Abschluss gelangt ist, beginnt es sich allmählich in den geistigen Centren zu regen, und nun gewahrt man, wie von den Sinnescentren her sich zahllose Markfasern in die geistigen Gebiete vorschieben[34] und wie innerhalb eines jeden der letzteren Leitungen, die von verschiedenen Sinnescentren ausgehen, mit einander in Verbindung treten, indem sie dicht nebeneinander in der Hirnrinde enden. Die geistigen Centren sind also Apparate, welche die Thätigkeit mehrerer innerer (und somit auch äusserer) Sinnesorgane zusammenfassen[35] zu höheren Einheiten. Sie sind Centren der Association von Sinnes-Eindrücken verschiedener Qualität, von Gesichts-, Gehörs-, Tasteindrücken etc.; und sie erscheinen insofern auch als Träger einer „Coagitation“, wie die lateinische Sprache prophetisch das Denken bezeichnet hat; sie können also specieller auch Associations- oder Coagitations-Centren heissen.

Diese aus dem anatomischen Bau sich unmittelbar ergebende, sich geradezu aufzwingende Hypothese könnte so lange für unzureichend begründet gelten, als sie nicht die Probe der klinischen Erfahrung bestanden hat; diese aber ergiebt thatsächlich zahllose Beweise für ihre Richtigkeit.

Die Erkrankung der Associations-Centren ist es vornehmlich, was geisteskrank macht; sie sind das eigentliche Object der Psychiatrie. Sie finden wir verändert bei denjenigen Geisteskrankheiten, deren Natur uns am klarsten ist,[36] weil das Mikroskop Zelle für Zelle, Faser für Faser deutlich die zu Grunde liegenden Veränderungen erkennen lässt; und so können wir direct nachweisen, welche Folgen es für das geistige Leben hat, wenn sie zu mehreren oder zu vielen oder auch sämmtlich desorganisirt sind. In ein wirres Durcheinander gerathen die Gedanken, neue fremdartige Gebilde erzeugt der Geist, wenn sie krankhaft gereizt werden, und völlig verloren geht die Fähigkeit die Vergangenheit zu nützen, die Folgen der Handlungen vorauszusehen, wenn sie vernichtet werden. Sie sind die Hauptträger von dem, was wir Erfahrung, Wissen und Erkenntniss, was wir Grundsätze und höhere Gefühle nennen, zum Theil auch der Sprache; und so wird all' dies Können mit einem Schlag hinweggefegt, wenn z. B. Gifte[37] die geistigen Centren ihrer Erregbarkeit berauben.

Die Lehre von den „geistigen“ Centren ist noch ein zu junger[38] Erwerb, als dass sich ihre Bedeutung nach allen Richtungen hin bis ins Einzelne schon jetzt klarlegen liesse.

Die Gestaltung der Psychologie in der Zukunft wird wesentlich von der Analyse ihrer Thätigkeit abhängen, und erst dann wird sich zeigen, wie viele besondere Seelenorgane der Mensch hat. Eine Psychologie, welche Anspruch auf Exactheit macht, wird die Thatsache, dass die menschliche Grosshirnrinde sich, ähnlich wie die Erdoberfläche aus Continenten und Meeren, aus mindestens sieben[39] anatomisch wohlgesonderten Gebieten zusammensetzt, nicht ignoriren dürfen. Das Organ des Geistes zeigt deutlich eine collegialische Verfassung; und in zwei Senate ordnen sich seine Räthe; nur kommen den Mitgliedern dieser Senate nicht, wie in der alten Phrenologie[40] Namen zu, wie Freundschaft, Gutmüthigkeit, Witz, Festigkeit und dergl., sondern einestheils solche von Sinnen: Seh-, Hör-, Riech- (und Schmeck-), Tast-, Körperfühl-Sphäre, anderntheils handelt es sich um Coagitations- oder Associationscentren; diese letzteren aber harren mit Rücksicht auf ihre besonderen Functionen noch weiterer specieller Bezeichnungen. Vorläufig müssen wir uns begnügen, sie mit Rücksicht auf ihre Lage zu unterscheiden als frontales oder vorderes, insuläres oder mittleres und parieto-occipito-temporales oder hinteres Associationscentrum. Da das letztere aber weitaus das umfangreichste ist, indem der Scheitel-, Hinterhaupts- und Schläfentheil desselben an der Aussenfläche des Gehirns breit und ohne scharfe Grenze zusammenfliessen, so empfiehlt es sich, diesen gesammten Complex kurz als hinteres grosses Associationscentrum zu bezeichnen (vergl. Taf. IV Fig. 7). Geistig völlig gleichwerthig sind diese Centren keinesfalls. Bringt doch schon ihre verschiedene relative Lage zu den einzelnen Sinnescentren Besonderheiten mit sich, indem das hintere Associationscentrum sich einschiebt zwischen Seh-, Hör- und Tast- (Körperfühl-) Sphäre, während das vordere eingeschaltet ist zwischen Körperfühl-Sphäre und Riech- (wahrscheinlich auch Schmeck-) Sphäre, das mittlere zwischen Hör-, Riech- und Körperfühl- (Tast-) Sphäre. Die klinische Beobachtung aber ergiebt, dass bei Läsionen des hinteren grossen Associationscentrums u. a. die Fähigkeit schwindet, gesehene oder getasteste äussere Objecte richtig zu benennen eventuell auch (bei doppelseitigen Störungen) richtig zu deuten und so richtige Gesammtvorstellungen von der umgebenden Aussenwelt zu bilden, während die Erscheinungen bei doppelseitiger Erkrankung des vorderen Associationscentrums darin übereinkommen, dass die Vorstellung der eigenen Person als eines handlungsfähigen Wesens und die persönliche Antheilnahme an äusseren und inneren Geschehnissen irgendwie verändert werden, ja eventuell gänzlich verloren gehen.[41]

Insofern die Associationscentren des Menschen die der höchststehenden Thiere, insbesondere auch der anthropoiden Affen, an Masse und Oberfläche absolut wie relativ ganz erheblich übertreffen, verdankt der Mensch seine geistige Überlegenheit in erster Linie diesen besonderen Gehirntheilen, und unter ihnen wieder in erster Linie seinem hinteren grossen Associationscentrum, welches ihn befähigt, alle seine Anschauungen mit Worten zu associiren und zunächst innerlich in Worte zu kleiden; seine Befähigung aber, diese Worte auszusprechen, beruht auf der viel stärkeren Entwickelung seiner dritten Stirnwindung, also eines Theiles der Körperfühl-Sphäre, welche selbst bei den höchsten Affen auch nicht annähernd so umfangreich gefunden wird. Inwiefern die starke Entwickelung des frontalen Associationscentrums an der geistigen Superiorität des Menschen besonderen Antheil hat, wird sich erst überblicken lassen, wenn es gelungen ist, die Gesammtheit der an diesen Hirntheil geknüpften geistigen Verrichtungen festzustellen; man wird hier u. A. auch an die Fähigkeit zu denken haben, die Aufmerksamkeit nach persönlichen Motiven, d. h. willkürlich zu lenken, welche bei doppelseitiger Erkrankung regelmässig verloren geht.

Bei den complicirteren geistigen Leistungen wirken wohl alle geistigen und Sinnescentren zusammen, da sie untereinander durch zahllose Nervenfasern verbunden sind. Der grösste Theil des menschlichen Gross-Hirnmarkes besteht thatsächlich aus nichts anderem als aus Millionen wohlisolirter, insgesammt Tausende von Kilometern messender Leitungen, welche die Sinnescentren untereinander, die Sinnescentren mit den geistigen Centren und diese wieder untereinander verknüpfen; — und nur aus dieser Mechanik resultirt die Einheitlichkeit[42] der Grosshirnleistungen.

Da mit Zerstörung insbesondere der „geistigen" Centren regelmässig das Gedächtniss in grosser Ausdehnung leidet, so haben wir in ihnen zweifellos einen grossen Theil der nervösen Elemente zu suchen, an welche die Erinnerungsfähigkeit für Sinneseindrücke gebunden ist — und es würde sich nur fragen, ob und inwiefern wir mit unseren physikalischen und chemischen Hilfsmitteln hier direct irgend welche Spuren früherer Sinneseindrücke nachweisen können. Dass die Gedächtnissspuren überhaupt materieller Natur sind, geht schon aus der einfachen Thatsache hervor, dass chemische Agentien, wie Alkohol u. a. m. sie vorübergehend oder dauernd verschwinden machen, letzteres ausnahmslos dann, wenn durch das Gift die Ganglienzellen und Nervenfasern[43] der Rinde in grösserer Menge aufgelöst werden.

Wir verlegen die Gedächtnisspuren hauptsächlich in die Ganglienzellen, weil nur diese erfahrungsgemäss fähig sind, Reize aufzuspeichern, sich mit Spannkräften nach Art von Reservestoffen zu laden, aber wir können es einer Zelle nicht ansehen, ob sie wirklich Erinnerungsspuren birgt oder gar welcherlei Qualität dieselben sind, ob eine Zelle etwa Antheil hat an der Vorstellung der Sonne oder eines Accords.

Wir sind schon deshalb noch unendlich weit von dem Zeitpunkt entfernt, wo die Psychologie die Vorstellungen etwa mit Rücksicht auf die Zahl der gleichzeitig in Thätigkeit tretenden nervösen Elemente wird eintheilen können. Wir dürfen vermuthen, dass man dann tausend-, hunderttausend-, ja millionenzellige Vorstellungen unterscheiden wird; niemals aber wird man angesichts der anatomischen Verhältnisse in Wirklichkeit einzellige[44] annehmen dürfen.

Indem wir vorläufig auch nicht für eine einzige Vorstellung angeben können, wieviel nervöse Elemente daran betheiligt sind, stehen wir vor einer zweiten Schranke des Naturerkennens, welche es unmöglich macht, die irgend einem geistigen Geschehen parallel gehenden Bewegungen der Hirnmolecüle vollständig in mathematischen Formeln zu beschreiben und überhaupt die

Frage nach einem durchgehenden Parallelismus zwischen geistigen und körperlichen Vorgängen exact zu beantworten.

Die mikroskopische Anatomie, die Elementarphysiologie versagen also schon frühzeitig; sie zeigen ebensowenig, wo Gedächtnissspuren sich befinden, als sie lehren, welche Elemente des Hirns Bewusstsein vermitteln, welche speciell an Vorstellungen, welche an Gefühlen[45] betheiligt sind; und zweifelnd fragen wir, ob wir dieses Ziel auch mittelst vollkommenerer chemischer und physikalischer Untersuchungsmethoden je erreichen werden.

Was wir aber mit Sicherheit wissen, ist, dass die in den Hirnelementen niedergelegten Gedächtnissspuren untereinander mehr oder weniger in festen Beziehungen stehen; das Gedächtniss ist organisch gegliedert schon vermöge der Gliederung seiner physischen Grundlage in unzählige wohlgesonderte Einzelstücke, und die Gedächtnissspuren selbst sind nur Besonderheiten in deren Organisation.

Der allem geordneten Denken zu Grunde liegende Zusammenhang der Erinnerungsbilder beruht in letzter Linie zum guten Theil auf Eigenschaften der Aussenwelt, des Weltganzen. Indem die Natur-Vorgänge gesetzmässig verlaufen, kehren Reihen und Gruppen von Sinneseindrücken häufig in derselben Verbindung wieder, und das oft Zusammentreffende, die Häufung gleicher Eindrücke lässt besonders feste und festgeschlossene Gedächtnissspuren zurück, während durch einen gesetzlosen Zufall zusammengeführte[46] Erscheinungen schon vermöge ihrer seltenen Wiederkehr sich nur lose mit einander verknüpfen. Gleich einem Vermächtniss hat Hermann von Helmholtz in seiner letzten Abhandlung mit der ganzen Vollkommenheit und Einfachheit der schöpferischen Natur die Überzeugung zum Ausdruck gebracht, dass all' unsere anschauliche Kenntniss der Aussenwelt nur aus Sinneseindrücken[47] und unbewusster Arbeit des Gedächtnisses stammt — wohl das eigentliche Endergebniss der immer höher und höher zielenden Überlegungen des vor wenig Wochen dahingeschiedenen wahrhaft geborenen Naturforschers, dessen unersetzlichen Verlust wir mit der gesammten gesitteten Welt auf das Tiefste beklagen.[48]

Wenn ein Geist, welcher die gesetzliche Ordnung im Reiche des Wirklichen so überaus klar erkannt hat, sich bescheidet, in seinen unsterblichen Werken grossentheils das Ergebniss solch' elementarer Vorgänge zu sehen, so werden wir von unserem ärztlichen Erfahrungskreis aus nicht anstehen dürfen, auch die durch bewusstes Zergliedern der Anschauungen gebildeten Begriffe, insbesondere die zu Worten in festen Beziehungen stehenden Vorstellungscomplexe nur mit einer besonderen Organisationsform der Gedächtnissspuren in Zusammenhang zu bringen; werden doch die Begriffe ganz wie die Objectvorstellungen zersprengt, wenn die geistigen Centren erkranken.[49]

Von besonderem Interesse erscheint nun die Frage nach den physischen Kräften, welche die Gedächtnissspuren wieder zu Vorstellungen, zu Bewustseinserscheinungen werden lassen. Gemeinhin legt man hier den Sinneseindrücken, den Eindrücken der Aussenwelt die grösste Bedeutung bei, und thatsächlich wecken diese ja im wachen Zustande ununterbrochen Gedächtnissspuren. Aber man darf hierbei nicht eines anderen wichtigen Factors vergessen. Lebhaft Phantasie oder Nachdenken erregend wirken äussere Eindrücke besonders dann, wenn sie gewisse[50] Gefühle und hiermit Triebe auslösen. Was reizt, gefällt nicht nur, sondern setzt auch die Vorstellungen in lebhaftere Bewegung. Aber auch direct von innen heraus wirken Geschlechtstrieb, Hunger, Durst, Angst und viele andere körperliche Gefühle wie mit einem Zauberstab weckend auf die ihnen genehmen, inhaltsverwandten Vorstellungen. Hier tritt uns also ein zweiter unsre Vorstellungen ordnender Factor entgegen, ein Factor, auf welchem zweifellos ein ganz wesentlicher, keineswegs nur der schlechteste Theil von Kunst und Poesie beruht, die körperlichen Gefühle und Stimmungen, die eigentlichen Grundkräfte der Phantasie. Geradezu grausenerregend zeigt sich ihre Macht über die Ideenwelt bei Geisteskranken, wenn die Reizbarkeit der geistigen Centren excessiv erhöht, wenn die Träger der Gedächtnissspuren abnorm leicht erreglich sind.[51] Ohne Zuthun der bewussten Überlegung componirt hier das krankhaft gesteigerte Angstgefühl Scenerien und Gestalten von erschütterndster Wirkung, von tragischer Gewalt; sowie die Angst sich auf den Gesichtszügen malt und die ganze Körpergestalt plastisch formt, modellirt sie aus allem, was nur im Gedächtniss für ihre Zwecke brauchbares enthalten ist, die abenteuerlichsten Truggebilde, geistige Neuschöpfungen, wie sie nie eines Sterblichen Auge wirklich sah; und Ahnliches bieten ja auch die Träume in körperlichen Schwäche- oder Krankheitszuständen.[52]

Die Sinne erscheinen hier zunächst nur als untergeordnete Gehilfen der körperlichen Triebe, wie Handlanger, welche für die Gefühle im Voraus Ausdrucksmaterial herbeischleppen. Aber von der Sorgfalt ihrer vorbereitenden Arbeit, von ihrem scharfen Erfassen des Wirklichen hängt doch zum guten Theil die künstlerische Vollkommenheit der Phantasiegebilde ab; und die Phantasie arbeitet um so einheitlicher, je sorgfältiger das sinnliche Material von vornherein mit klaren, scharfen Gefühlsmarken[53] versehen und so nach Gefühlskategorien geordnet wird.

Aber auch bei den grossartigsten Bauten der Phantasie handelt es sich zum Theil um einfach mechanische Vorgänge. Sind doch auch hierbei wieder Leitungsbahnen betheiligt, Nervenfasern, welche die Mechanismen zunächst der körperlichen Gefühle mit den Centralwerkstätten des organisirten Gedächtnisses, den Associationscentren, in Verbindungen setzen. Indem auch die Nerven, welche die sinnlichen Triebe im Bewusstsein repräsentiren, bis zur Hirnrinde vordringen und in Sinnescentren eintreten — vermuthlich in die Körperfühl-Sphäre — treffen hier Nervenbahnen, welche uns die Schätze und Reize der Aussenwelt zeigen zusammen mit jenen, welche die im Körperinneren entstehenden Bedürfnisse in Form von Begierden zum Bewusstsein bringen. Beide ohne Unterschied regen von diesen ihren höchsten Angriffspunkten aus die Thätigkeit einestheils von Bewegungsapparaten, anderentheils der geistigen Centren an — und vermuthlich beruht hierauf das Geheimniss des Augenausdrucks, in welchem sich zahllose Gefühlsnüancen wiederspiegeln können.[54]

Aber die Leitungen zwischen den Centren der Triebnerven und den geistigen Gebieten der Grosshirnrinde sind nicht bloss dazu berufen, die Sinnlichkeit in Vorstellungen zu kleiden, zu idealisiren, nicht nur um ihre Befriedigung zu erleichtern durch Wahrnehmung der hierzu geeigneten Objecte; sondern indem die körperlichen Triebe die Rinde erregen, beginnt auf associativem Wege unter Theilnahme der äuseren Sinne auch jener Wechsel, jenes Arbeiten der Vorstellungen, welches uns das Selbstbewustsein als Kampf der Sinnlichkeit mit der Vernunft wahrnehmen lässt. Neben treibenden Vorstellungen treten solche auf, an welche hemmende Gefühle geknüpft sind — und so erlangt die Auslösung von Erinnerungsbildern durch die körperlichen Triebe auch eine eminent sittliche Bedeutung. Deshalb werden mit Nothwendigkeit die Triebe aller idealen Charaktere entkleidet, darum fällt jeder Kampf zwischen den sinnlichen und den an Ideen gebundenen sittlichen Gefühlen hinweg, wenn die Kraft der geistigen Centren erlahmt, wenn ihr geistiger Inhalt schwindet.[55] Jeder Zügelung bar herrschen dann die Leidenschaften; die niederen Begierden, Zorn, Wuth, Angst und alle anderen Gemüthsbewegungen treten in den Vordergrund, und behaupten das Feld so lange, bis auch die Mechanismen, an welche sie gebunden sind, functionsunfähig werden. Schon der gewohnheitsmässige Alkoholmissbrauch zeigt uns dieses abschreckende Bild des in seinen edelsten Hirntheilen[56] entarteten Menschen, noch mehr aber die tieferen allgemeinen Erkrankungen der geistigen Sphären. Die Beherrschung der Affecte erfordert ein kraftvolles Grosshirn — vielleicht in erster Linie Gesundheit des frontalen Associationscentrums —, und ohne dieses ist weder „die sinnliche Stärke, die den Helden macht", noch die Olympische Ruhe des Weisen denkbar, freilich mit dem Unterschied, dass die sinnliche Stärke auch ein kräftiges Triebleben und eine ausdauernde Energie niederer Hirntheile, insbesondere der die Blutvertheilung regulirenden vasomotorischen Centren voraussetzt.

Gesundheit des Grosshirns[57] verbürgt aber Beherrschung der niederen Triebe nicht allein dadurch, dass sie klares Denken, stete Besonnenheit ermöglicht; vielmehr ist hier auch ein rein mechanischer Faktor in Wirksamkeit. Die körperlichen Triebe gehören, soweit sie nicht auf automatischen

Erregungen centraler Ganglienzellen beruhen, ihrem Wesen nach zur Kategorie der reflectorischen Vorgänge, und wie alle anderen Reflexe werden auch sie (insbesondere der Geschlechtstrieb) vom Grosshirn stetig gedämpft, darniedergehalten. Mit zunehmender Grosshirnschwäche lässt auch diese mechanische Hemmung nach, und der körperliche Reiz gewinnt nun schon deshalb eine ausgedehntere Herrschaft über die geistigen Centren.

Aber man würde gewaltig irren, wenn man glaubte, dass Schwäche des Grosshirns sich immer nur in augenfälliger intellectueller Störung, in Geistesschwäche, Verworrenheit, delirirendem Wahnsinn u. dergl. kund giebt. Sie kann sich auch unter weniger auffälligen Masken verbergen, und zunächst möchte ich hier des actuellen Interesses halber jener Fälle gedenken, welche die Psychiatrie als moralisches Irresein, Moral insanity, bezeichnet.

Als besonders charakteristisch tritt hier neben mehr oder weniger vollständigem Mangel der socialen Instincte, der Zuneigung und des Mitleids, wenigstens zeitweise eine Steigerung des Trieblebens in schrecklichster Form hervor; ganz im Sinne einer Grosshirnschwäche reagiren derartige Individuen gelegentlich auf alle körperlichen Anreize, auf mässige Unlust, leichten Hunger, sexuelle Erregung u. dgl. m. im Sinne einer übermaximalen Reizung, und die Erregung eines Triebes setzt gelegentlich gleichzeitig mehrere in Bewegung, so dass die Befriedigungsweise schon dadurch unnatürlich, pervers erscheinen muss.[58] Glücklicherweise sind diese ausschliesslich durch Vergiftung im Keimzustand oder Störung des Gehirnwachsthums entstehenden, wahrhaft unmenschlichen Naturen keineswegs häufig.

Aber auch ohne merklich intellectuell oder moralisch schwach zu sein, ja selbst bei glänzender geistiger Veranlagung zeigen viele Individuen eine Hirnschwäche, in Form einer Ungleichmässigkeit, einer m a n g e l n d e n S t e t i g k e i t der Grosshirnleistungen. Hier vermag der erfahrene Arzt nicht gar selten zu erkennen, dass die Ernährung des Gehirns zeitweise unvollkommen wird, weil die Blutcirculation versagt; und sobald diese unter ein gewisses Maass herabsinkt, trübt sich, ja schwindet das Bewusstsein, welches ohne Zufuhr sauerstoffhaltigen Blutes auch nicht sekundenlang bestehen kann. Andere dieser Unglücklichen sind so construirt, dass eine kräftige Triebregung, ja schon die leichte Reizung eines überempfindlichen Nerven sofort eine Hemmung der Energie weiter Bezirke der Grosshirnrinde und hiermit Abschwächung der Besonnenheit, der Selbstbeherrschung zur Folge hat; und je nach Art und Dauer des Reizes kommt es hier zu einer kürzeren oder längeren Periode zügellosen Gebahrens, welches mit dem Grundcharakter der Persönlichkeit in scheinbar unversöhnlichem Widerspruch steht — oder zu einzelnen impulsiven Gewaltacten, welche thatsächlich nichts anderes sind als Reflexvorgänge innerhalb der Körperfühl-Sphäre, bei welchen das Selbstbewusstsein nur als ohnmächtiger passiver Zuschauer zugegen ist.

Für derartige Naturen, welche nur zu häufig mit dem Strafgesetz in Conflict kommen, gewinnt der Richter gemeinhin nur schwer ein Verständniss. Sind sie doch rein psychologisch nicht zu begreifen — bedarf es hierzu doch scharfer ärztlicher Begriffe, klarer Vorstellungen über die Vorgänge der Hemmung und Reizung im Nervensystem — also einer gründlichen Kenntniss der Statik und Mechanik des Seelenorgans.

Derartige Fälle sind es, welche jene auf den ersten Blick so widersinnigen Krankheitsformen repräsentieren, für welche die Psychiatrie seit Pinel die Bezeichnung Manie sans délire, Folie raisonannte, Monomanie instinctive, Handlungsirresein und andere mehr erfunden hat, das geisteskranke Gebahren ohne Irresein.[59]

Sie sind es, welche uns in besonders greller Weise zeigen, dass der schöne Traum eines Sokrates, eines Leibniz, klares sicheres Wissen müsse immer von Tugend, von sittlichem Handeln begleitet sein, vor der rauhen Wirklichkeit nicht durchaus Stand hält; auch eine vollkommene, Stetigkeit verbürgende Hirnmechanik muss zum veredelten Triebleben hinzukommen.[60]

Fast möchte es wie eine Selbstanklage erscheinen, wenn ich dem gegenüber schliesslich auch darauf hinweise, dass, sowenig klares Wissen allein Tugend verbürgt, sowenig auch irgend welches sichere Wissen die Sittlichkeit gefährdet — und dass dies ganz besonders gilt von der Zurückführung der seelischen Erscheinungen auf materielle Vorgänge. Nicht zu dem Grundsatz gelangt die Hirnforschung, dass Alles begreifen gleichbedeutend ist mit Alles verzeihen, im Gegentheil zu der festen Überzeugung, dass Vieles besser sein könnte und dass der Mensch oder wenigstens die gesittete menschliche Gesellschaft in weitem Maasse und mehr als man gemeinhin denkt, die Fähigkeiten besitzt, sich die Vorbedingungen für ein sittliches Handeln selbst zu schaffen. Nichts kann eindringlicher auf die Selbstverantwortlichkeit des Einzelnen hinweisen, als die naturwissenschaftliche Seelenlehre, indem sie zeigt, durch welche körperlichen Einflüsse der Mensch sittlich sinken muss.

Die Medicin tritt durch die Erforschung der materiellen Bedingungen der Geistesthätigkeit in unmittelbare Beziehung zu den moralischen Wissenschaften, und es ist wohl denkbar, dass, nachdem sie einmal das Problem erfasst hat, sie unaufhaltsam bis in die vorderste Reihe der Mächte vordringen wird, welche die sittliche Hebung des Menschengeschlechts sich zur Hauptaufgabe gemacht haben. Wenn Baron Holbach im „System der Natur“ weitschauenden Blickes der Überzeugung Ausdruck giebt, dass es gelingen müsse, die Sittenlehre physiologisch zu begründen, wenn er es als die Hauptaufgabe einer Moralphysiologie hinstellt, die Elemente kennen zu lernen, welche die Grundlage des Temperamentes eines Jeden bilden, um womöglich die Gesetzgebung hierauf basiren zu können — so ist die heutige medicinische Psychologie wohl zweifellos auf dem Weg nach diesem Ziele. Aber die wissenschaftliche Hirnlehre der Gegenwart unterscheidet sich von der Aufklärungsphilosophie des vorigen Jahrhunderts insofern erheblich, als sie nicht wie diese geleitet wird von instinctivem Hass gegen das „Dogma“ von der Immaterialität der Seele; denn dieses hindert uns keineswegs, von der körperlichen Seite her die sittliche Hebung der Menschheit in Angriff zu nehmen — was wir verlangen müssen, ist lediglich die Anerkennung, dass die Kraft des Geistes auch nach der sittlichen Richtung hin in weitestem Maasse vom Körper abhängig ist.

Diese Thatsache der grossen Menge einzuprägen, erscheint zweckdienlicher, als durch Unterdrückung derselben sie gedankenloser Schädigung ihres edelsten Organs zu überantworten. Wenn gegenwärtig die gewonnene Einsicht hauptsächlich sich geltend macht im Kampf gegen den Alkohol, der ja nur allzu häufig zum furchtbarsten Feinde des Grosshirns wird, so ist hiermit noch lange nicht genug gethan. Allgemeine Aufklärung über die Hygiene des Gehirnlebens thut Noth, und noch Vieles muss geschehen, falls es gelingen soll, wenigstens für kommende Geschlechter die natürlichen Grundlagen sittlichen Fühlens zu stärken und zu festigen. Freilich aber setzt alles erfolgreiche Handeln eine Gesellschafts-Ordnung voraus, welche gestattet, die blinden Triebe der moralisch und intellectuell Minderwerthigen der tieferen Einsicht und dem besseren Wollen einer geistig-sittlichen Aristokratie zu unterwerfen.

Aber keineswegs nur unmittelbar praktische Ziele lässt die mechanische Betrachtung der Seelenerscheinungen erblicken; wie von vornherein eine der edelsten Seiten unseres Wesens, der mit den geistigen Centren des Gehirns dem Menschengeschlecht verliehene Erkenntnisstrieb sich verkörpert in dem Drang die natürliche Ordnung der Dinge auch im Reiche des Geistes zu erfassen, so führen die wirklichen Fortschritte des Wissens auch auf diesem Gebiet der Naturforschung mit der zwingenden Nothwendigkeit eines Naturgesetzes in letzter Linie nur zu einer idealen Weltanschauung. Je mehr sich unserem begreifenden Verstand die ganze Grösse des in der beseelten Schöpfung verwirklichten Könnens enthüllt, um so klarer fühlen wir, dass hinter der Welt der Erscheinungen Mächte walten, gegen welche menschliches Wissen kaum noch auf den Namen eines „Gleichnisses“ Anspruch machen darf.

Anmerkungen.

[1] In dem pseudo-Hippokratischen Buche „Über die heilige Krankheit" (Epilepsie), welches beachtenswerthe Forscher dem Polybos, dem Schwiegersohn des Hippokrates, also einem Zeitgenossen des Aristoteles zuschreiben, erscheint das Gehirn als Centrum der Nerven, als ausschliessliches Centralorgan der denkenden Seele; auch werden hier die Geistesstörungen auf Erkrankungen des Gehirns zurückgeführt. Nach Aristoteles hingegen kann nur das einheitliche Herz der Sitz der einheitlichen Seele sein, zumal das in zwei Hälften getheilte Hirn überhaupt nur scheinbar mit den Sinnesorganen zusammenhängt. — Kaum ein Menschenalter nach Aristoteles lehrt der Arzt Erasistratos zu Alexandrien, dass die überlegenen Geisteskräfte des Menschen mit der grösseren Mannigfaltigkeit seiner Hirnwindungen, also mit dem besonderen Bau seines Gehirns in Zusammenhang zu bringen seien (Burdach — Über Cartesius s. u. Anm. 5).

[2] Bei einem modernen Philosophen (Paulsen, Einleitung in die Philosophie, 2. Aufl., 1893, S. 137) finde ich die Bemerkung: „Gedanken sind nicht in dem Gehirn; man kann ebenso gut sagen, sie seien im Magen oder im Monde. Das eine ist nicht ungereimter als das andere." Ich gebe demgegenüber folgende Thatsachen zur Erwägung anheim. Dass das Denken im Gehirn vor sich geht, ist die Überzeugung zahlreicher geisteskräftiger, um die Mehrung menschlichen Wissens hochverdienter Männer — während ich bisher in Wirklichkeit nur von Verrückten und Blödsinnigen die Äusserung vernommen habe, dass ihre Seele in den Magen, auf den Mond — oder auf den Sirius gerathen sei.

[3] Die durch Golgi angebahnten Fortschritte in der mikroskopischen Anatomie des Gehirns, welche uns den Formenreichthum der Ganglienzellen, ihre Beziehungen zu den Nervenfasern etc. näher kennen ge-

lehrt haben, glaube ich im Text nicht ausführlicher berücksichtigen zu müssen, da eine ganze Reihe vorzüglicher Darstellungen dieser Materie existiren (Ramon y Cajal, Kölliker, Waldeyer, van Gehuchten u. A.; vgl. Anm. 16). Die Lebensvorgänge innerhalb der Ganglienzellen und Nervenfasern der psychisch-thätigen Centren und Leitungen sind, soweit es sich um feststehende Thatsachen handelt, in den Darstellungen der Nervenphysiologie hinreichend berücksichtigt. Hingegen existirt thatsächlich kein Lehrbuch, welches über den Verlauf und den Zusammenhang der Leitungsbahnen im menschlichen Gehirn einigermaassen befriedigende und das gegenwärtige sichere Wissen erschöpfende Angaben enthielte.

Die Frage, ob es nur eine einzige chemische Verbindung giebt, an welche Bewusstsein geknüpft ist, muss noch als eine vollkommen offene bezeichnet werden. Das Protoplasma, welches wir für den Träger des Bewusstseins halten, variirt wohl mannigfach in seiner elementaren Zusammensetzung, ohne deshalb lebensunfähig zu werden. Da das Bewusstsein beim Menschen, wie es scheint, auch nicht secundenlang bestehen bleibt, wenn die Zufuhr sauerstoffhaltigen Blutes zum Gehirn unterbrochen wird, so darf man schliessen, dass dem menschlichen Bewusstsein eine stete Oxydation und zwar vermuthlich von Bestandtheilen der Ganglienzellen parallel geht. Auch die Veränderungen des Bewusstseins durch minimale Mengen narkotischer Substanzen sprechen eher gegen als für die Annahme, dass der Chemismus des Bewusstseins mannigfaltiger Variationen fähig sei, ohne dass der Bestand des letzteren gefährdet würde. — In Bezug auf die Zersetzungsproducte der „psychischen Substanz" darf ich wohl auf die Lehrbücher der physiologischen Chemie verweisen.

[4] Bezeichnet man vom rein functionellen Standpunkt aus als niedere Hirntheile alle die Stücke, welche mit den Vorstellungen nicht unmittelbar in Beziehung stehen, als höhere die, welche die eigentlichen Träger der Vorstellungsthätigkeit (der Einzelvorstellungen wie ihrer Verknüpfung) darstellen, so gehört zu letzteren zweifellos die Rinde (vgl. Taf. III Fig. 6 gelb, man bemerkt hier die beträchtliche Flächenvergrösserung der Rinde durch die Faltung) und das Mark der Grosshirnhemisphären. Aus Fig. 6 ergiebt sich aber, daß an der Basis der letzteren bei × eines der Grosshirnganglien, der Streifenhügel mit der Rinde verschmilzt, so dass es streckenweise unmöglich ist, beide zu sondern. Seit Betz auf diese Thatsache aufmerksam gemacht hat, hält man die (Fig. 6 etc.) mit *P* und *C* bezeichneten Theile des Streifenhügels (Schwanz-

kern und Putamen des Linsenkerns) für nach innen gewucherte Abschnitte der Grosshirnrinde. Ausser ihnen könnte auch ein Theil des Sehhügels, der morphologisch allerdings nicht nur Rinde gehört, der Hauptkern (Flechsig, von Tschisch) Antheil wenigstens an der gegenseitigen Auslösung von Vorstellungen bezw. von Gefühlen haben (vgl. Taf. V linke Hälfte, wo dargestellt ist, wie von allen Sinnescentren Fasern im Hauptkern sich zusammenfinden). Man kann also nicht ohne weiteres behaupten, dass die psychisch wichtigen Elemente nur in der eigentlichen Rinde und dem Mark der Grosshirnhemisphären sich finden. Andererseits gehören die Grosshirnganglien partiell sicher zu den niederen Hirntheilen im oben definirten Sinne (insbesondere der Globus pallidus des Linsenkerns, äusserer Kern, centre médian und schalenförmiger Körper des Sehhügels [vgl. Fig. 4]). Im Gebiet der Grosshirnganglien ist also vermuthlich die Grenze der höheren und niederen Hirntheile im oben angedeuteten Sinne zu suchen. Gefühle und elementare (d. h. nicht zu Vorstellungen geordnete) Empfindungen können sehr wohl an alle niederen Hirntheile geknüpft sein; ja in der Rinde des Kleinhirns finden sich Einrichtungen, welche die Verbindung zahlreicher Einzeleindrücke zu complexen Einheiten ermöglichen dürften, wie wir sie bei Vorstellungen vorauszusetzen haben. Da das Kleinhirn mit den höheren Sinnesorganen, insbesondere Auge, Gehörschnecke und Riechschleimhaut, keinerlei oder höchstens rudimentäre Verbindungen aufweist, so könnte das vom Kleinhirn vermittelte Bewusstsein nur den eigenen Körper und allenfalls Tasteindrücke zum Inhalt haben. Thatsächlich habe ich in einem Falle von Kleinhirnatrophie den Eindruck gewonnen, als ob das Bewusstsein der eigenen (körperlichen) Person erheblich abgeschwächt sei und hierdurch auch die Willensenergie, insbesondere die willkürliche Aufmerksamkeit beeinträchtigt würde. Das Bewusstsein äusserer Persönlichkeitsattribute wird nur durch das Grosshirn vermittelt — und deshalb gehören Veränderungen des historischen Persönlichkeitsbewusstseins (Abstammung, Stand, Rang, Vermögen etc.) zu den sicheren, zu den „pathognomonischen" Symptomen einer Affection der Grosshirnlappen. — Auf der ganzen Strecke zwischen Sehhügel und Rückenmark findet sich jene Mischung von Ganglienzellen und Nervenfasern, welche man als Formatio reticularis bezeichnet. Sie enthält die wichtigsten Angriffspunkte für die niederen Triebe in Form von kleineren und grösseren Gruppen zum Theil sehr grosser Ganglienzellen. Insofern sich sowohl diese Formatio reticularis als auch die Kerne peripherer Nerven bis zur Grenzregion von Vierhügel und Sehhügel erstrecken, reicht das verlängerte Mark de facto bis zu dieser Höhe; ich habe Taf. V ☼ das obere Ende der Formatio reticularis besonders markirt. Auf Fig. 1 entspricht dasselbe etwa dem Buchstaben *r* (rother Kern).

[5] Die nach allen Dimensionen scheinbar wohl abgeschlossenen Hirnhöhlen (sie sind auf dem Schema Taf. V Fig. 9 links theilweise dargestellt) erschienen bereits den Ärzten des Altertums als geeignete Behälter für die luftförmig gedachte Seele, und seit Galen hatte man in vielfach wechselnder Weise jeder einzelnen Höhle ein besonderes Seelenvermögen zuertheilt; so verlegt der Kirchenvater Nemesius die Phantasie (das Wahrnehmungsvermögen) in die vorderen Höhlen, die Denkkraft in die mittlere und das Gedächtniss in die hintere — eine Eintheilung, welche auch der ersten phrenologischen Büste, jener des Bischofs Albertus Magnus von Regensburg, zu Grunde liegt. Cartesius hatte diese Lehre der Alten im Princip angenommen, indess in durchaus origineller Weise umgestaltet, indem er die immateriell gedachte Seele von den thierischen Geistern scharf unterschied. Nur diesen letzteren wies er die Hirnhöhlen zum Sitz an; die einheitliche Seele berührt sich mit dem Körper nur in der am Eingang der Höhlen gelegenen Zirbeldrüse (Fig. 9 *z* nur die linke Hälfte dargestellt), einem einfachen, kaum erbsengrossen Körperchen, welches nach Descartes' nicht ganz richtiger Ansicht durch keinerlei Nervenfasern mit dem Gehirn zusammenhängt, hingegen mit zahlreichen Blutgefässen, aus welchen die thierischen Geister austreten. Diese wohl nach Art des Lichtäthers gedachten Geister vermitteln nun den Verkehr der Zirbelseele mit den in der Höhlenwandung entspringenden Empfindungs- und Bewegungsnerven. Die Seele erscheint hierbei, wie Cartesius selbst sich ausdrückt, als der Organista, welcher das nicht unähnlich einer Orgel gebaute Gehirn spielt und hört. Obwohl Cartesius selbst großes Gewicht auf seine Lehre vom Seelensitz gelegt und sogar, um sie zur Geltung zu bringen, eine Art Lehrbuch der Anatomie geschrieben hat, obwohl er sich nicht wenig zu Gute thut auf die fleissigen Studien, die er selbst über den Hirnbau angestellt, spielen in Wirklichkeit anatomische Verhältnisse bei seinen Constructionen nur eine ganz untergeordnete Rolle. Cartesius hat in der wissenschaftlichen Hirnanatomie dauernde Spuren nicht zurückgelassen; er ist ein interessantes Beispiel dafür, dass geometrische und morphologische Veranlagung sich keineswegs decken. Er bleibt immer Geometer, und wo das Naturobject sich seinen Voraussetzungen nicht fügen will, erfindet er auf dem Weg geometrischer Construction (statt concrete Nervenleitungen zu suchen) unverdrossen imaginäre Linien; und es gelingt ihm so natürlich, jede beliebige Mannigfaltigkeit von

Punkten im Gehirn mit seinem „phantastisch erträumten" Seelensitz in Zusammenhang zu bringen. Heute wissen wir von der Zirbel, dass sie zu den wenigen Hirntheilen gehört, welche sicher nichts mit Denken und Fühlen zu thun haben.

Trotzdem bleibt die Gestalt Descartes' auch für den modernen Hirnforscher eine verehrungswürdige; unternahm er doch seine Hirnstudien auf Grund der von eminent klarem Denken zeugenden Erkenntniss, dass eine wissenschaftliche Seelenlehre ohne ein sicheres Wissen vom Bau und von den Verrichtungen des Gehirns nicht geschaffen werden könne — und hierdurch allein schon überragt er zahlreiche namhafte Philosophen um mehr als Hauptes Länge. Zudem misst du Bois-Reymond (Gedächtnissrede auf Johannes Müller, Anm. 90. 91) Descartes auch die erste richtige Beschreibung der Reflexbewegungen bei und die Entdeckung des Gesetzes der peripherischen Erscheinung (excentrische Projection) der Gefühlseindrücke.

Weit überragt den grossen Denker als Kenner des Gehirnbaues sowie in Bezug auf die organische Auffassung des Seelenlebens der um volle zwei Menschenalter früher lebende, 1575 im 33. Lebensjahre verstorbene Anatom und päpstliche Leibarzt Varoli, ein Gelehrter von seltener Klarheit und Schärfe der Anschauung. Nach ihm ist ausschliesslich die feste Substanz des Gehirns als Substrat der Seelenerscheinungen anzusehen *(Spiritus animalis residet in substantia cerebri)*, und die Meinung, dass Geister in den Hirnhöhlen hausen, bezeichnet er nicht übel als eine Täuschung in Folge schlechter Administration des Organs, welches Gott dem Menschen zum Denken verliehen hat. Die Höhlen enthalten, wie Varoli richtig lehrt, nicht Luft, sondern Wasser, und dieses Wasser hat nach ihm keinen anderen Zweck, als die Zersetzungsstoffe hinwegzuführen, welche bei der Hirnthätigkeit sich bilden. Die Hirnsubstanz, insbesondere die des Grosshirns, ist es, welche wie Varoli sich weitschauenden Blickes ausdrückt, die Bilder der Dinge in symbolischer Weise von aller Leiblichkeit entkleidet zur Darstellung bringt.

Hiernach wird man nicht im Zweifel sein können, dass auch die Lehre des Cartesius schon für ihre Zeit einen ganz gewaltigen Rückschritt bedeutet, und wiederum ist wie bei Aristoteles das Suchen nach einem einheitlichen Seelensitz die Hauptursache des Misserfolgs; und das nämliche gilt auch von Sömmering's neuer Fassung. So erscheint denn die noch über Varoli's Vorstellungskreis hinausgehende Lehre Gall's, dass in den Hirnwindungen das wichtigste Substrat der Seelenthätigkeit gegeben ist, als ein unvergleichlicher Fortschritt. Trotz

Cuvier's Bemerkung, dass die Annahme eines einheitlichen Seelensitzes von den klügeren Köpfen stets für eine seichte Hypothese gehalten worden sei, bleibt die Thatsache bestehen, dass erst seit Gall die Anatomen aufgehört haben, nach einem kleinen Punkt im Gehirn zu suchen, wohin die Sinnes- und Bewegungsnerven zusammenlaufen, der sich somit schon rein anatomisch als Sitz der einheitlichen Seele legitimiren würde. Gall bleibt auch das Verdienst, durch sorgfältige anatomische Untersuchungen des Gehirns den Nachweis einer durchgehenden Zusammensetzung der weissen Hirnsubstanz aus Leitungsbahnen besser als ein früherer geführt und unsere heutigen Anschauungen, insbesondere über das sogenannte „Projectionssystem" (Meynert) vorbereitet zu haben.

[6] Das Rindenfeld, durch dessen Zerstörung die motorische oder Broca'sche Aphasie entsteht, ist zuletzt durch Naunyn (Verhandlungen des Congresses für innere Medicin, Wiesbaden 1887) schärfer umgrenzt worden, und umfasst nach diesem Autor thatsächlich die gesammte dritte Stirnwindung von der vorderen Centralwindung bis zur Basis des Stirnlappens. Dieser Bezirk gehört (wie Fig. 7 zeigt) zur Körperfühlsphäre (s. u.), indem er mit Stabkranz- („Projections"-) Fasern zusammenhängt, welche in örtlich wechselnder Menge ein- und austreten. Leider stellen sich der Verfolgung des Verlaufs dieser Stabkranz-Bündel schon beim jungen Kind erhebliche Schwierigkeiten entgegen, indem schon relativ früh (1. Monat) im Bereich der 3. Stirnwindung markhaltige Associationssysteme auftreten, welche die Projectionsfasern überdecken. Immerhin glaube ich sicher annehmen zu können, dass die 3. Stirnwindung mit folgenden subcorticalen Centren zusammenhängt: 1) mit dem Sehhügel (lateraler Kern und Hauptkern), 2) mit dem Linsenkern (Globus pallidus), 3) mit der Substantia innominata (Perforata anterior), die ihrerseits wieder mit dem Globus pallidus und Sehhügel innig verbunden ist. In alle diese Centren gelangen von unten her Fasern der oberen Kleinhirnstiele und Schleife (also der Faserzüge, welche als centrale Bahnen des Trigeminus, Vagus, Glossopharyngeus etc. zu betrachten sind — vgl. hierüber Anm. 29). Somit können der 3. Stirnwindung Eindrücke zufliessen, welche durch Reizung der Mund-, Rachen- und Kehlkopf-Schleimhaut bezw. durch Bewegungen der Muskeln und Sehnen dieser Theile entstehen und innere Wahrnehmungen bezw. Vorstellungen der Sprachbewegungen auslösen. Ein viertes, auch durch secundäre Degeneration verfolgbares, einen Bestandtheil meiner „frontalen Grosshirnrinden-Brückenbahn" bildendes Stabkranzbündel der 3. Stirnwindung (I. braun Fig. 9) verläuft durch die innere Kapsel zum Hirnschenkelfuss

und zur Brücke, wo es bis zum unteren Rand verfolgt werden kann. Es ist wahrscheinlich, dass hier die motorische bezw. centrifugalleitende Bahn gegeben ist, welche Sprachbewegungen auslöst. Hiernach würde es möglich sein, dass durch Zerstörung der 3. Stirnwindung einestheils die Vorstellungen der Sprachbewegungen leiden bis zum völligen Verlust, und dass der Kranke in Folge dessen die Willensimpulse zum Sprechen nicht findet, obschon er die Klangbilder kennt, welche er zum Ausdruck bringen möchte — anderentheils dass er die motorische Sprachbahn nicht zu erregen vermag, weil sie an ihrem Rindenursprung zerstört ist. Für diese Deutung spricht auch das Thierexperiment, indem Krause, Horsley und Semon nachgewiesen haben, dass von einer offenbar der 3. Stirnwindung des Menschen entsprechenden Rindenzone höherer Affen durch elektrische Reizung Adduction (Spannung) der Stimmbänder, Heben des Kehlkopfs, des Gaumensegels und Zungenrückens, also die wichtigsten Sprechbewegungen ausgelöst werden können. Eben da dürfen wir nach allgemeinen Erfahrungen (z. B. über die Centralwindungen) die Enden der sensiblen Leitungen suchen, welche die betreffenden Bewegungen unmittelbar zum Bewusstsein bringen. Doch sind diese Eigenwahrnehmungen von Sprechbewegungen, wie auch ihre Gedächtnissspuren vermuthlich (vgl. Anm. 27) nicht ausschliesslich in der 3. Stirnwindung localisirt, sondern gehen noch darüber hinaus, besonders gegen die Insel zu (vgl. *o* gelb Fig. 9) etc. Die 3. Stirnwindung steht durch zahlreiche Associationssysteme mit näher und ferner gelegenen Rindenregionen in Verbindung, welche sich in einer beachtenswerthen Reihenfolge entwickeln. Zuerst (Ende des 1. Monats) lassen sich markhaltige Faserzüge nachweisen, welche nach rückwärts zur äusseren Kapsel und von da zur Substantia perforata anterior gelangen (rechts, Fig. 9, schwarz, 7) — vielleicht ein Projectionsbündel. Ungefähr gleichzeitig wird ein Faserzug markhaltig, welcher von der 1. Schläfenwindung her zur Basis des Linsenkerns gelangt und sich in der Substantia innominata da verliert, wo der vorerwähnte Zug aus der 3. Stirnwindung zu enden scheint. Später erscheinen Faserzüge, welche vom Trigonum olfactorium, vielleicht auch vom Gyrus uncinatus ausgehen (Bahnen für die Association von Geruchseindrücken mit Bewegungsempfindungen etc. der Stimmritzen-Schliesser?). Noch später entwickelt sich ein mächtiges Bündel, welches aus der ganzen Länge der 3. Stirnwindung hervorgeht, im Klappdeckel dicht über der Insel bezw. äusseren Kapsel nach rückwärts zieht (links *p* schwarz) und unter Abgabe zahlreicher Fasern an die Rinde der Centralwindungen bis zur Gegend der Hörsphäre (Gyri temporales transversi und temporalis I) gelangt (directes Associationssystem der 1. Urwindung, Flechsig). Noch später lassen sich Faserzüge nachweisen, welche die 3. Stirnwindung mit den benachbarten Associationscentren, dem frontalen und dem in der Insel gelegenen verknüpfen. In der letzteren aber treffen zahlreiche Associationssysteme zusammen, welche von allen die Fossa Sylvii umgebenden Rindenbezirken ausgehen, insbesondere auch von den unteren Theilen der Centralwindungen mit ihren Centren des Facialis, Hypoglossus, Trigeminus etc., desgleichen mit dem Gyrus supramarginalis und der Hörsphäre. Die 3. Stirnwindung ist somit auf die mannigfaltigste Weise direct und indirect mit der Hörsphäre in Verbindung gesetzt. Das bekannte Schema Wernicke's, welches, abgesehen von der hier nicht in Betracht kommenden „Leitung über das Begriffscentrum", die linke 3. Stirnwindung und 1. Schläfenwindung nur durch eine einzige Leitung verbunden sein lässt, ist demgemäss unzutreffend, erschöpft die Fälle der thatsächlich möglichen Dissociationen beider Centren in keiner Weise und lässt so die Mannigfaltigkeit des klinischen Bildes bei Inselerkrankung völlig unaufgeklärt. Es bedarf sehr ausgedehnter, über die ganze Höhe der Insel, einen Theil des Klappdeckels und die Substantia innominata sich erstreckender Herde, um Hörsphäre und dritte Stirnwindung ausser Verbindung zu setzen. Derartige Herde bringen aber, soweit ich die Literatur überblicken kann, ausnahmslos schwere Störungen der Lautsprache etc. mit sich, sei es als typische motorische Aphasie (Bastian), sei es höchstgradige Paraphasie (Jargonaphasie, Kauderwelsch [Ross], mit Zertrümmerung der Wortgefüge. Die paraphasischen Störungen, wo ganze Worte verwechselt werden, gehören vermuthlich nicht hierher.

Die Insel macht also anatomisch betrachtet wie klinisch den Eindruck eines Centrums, welches sämmtliche an der Sprache betheiligten motorischen und sensiblen Rindenfelder zu einem einheitlichen Ganzen zusammenfügt, und welches insbesondere befähigt erscheint, Gehörseindrücke und Bewegungsbilder der Lippen, der Zunge, des Gaumens, Kehlkopfs etc. zu verknüpfen. Ich übersehe hierbei nicht, dass die klinische Beobachtung bisher nicht ausnahmslos zu dem gleichen Resultat gelangt ist; doch bedürfen die scheinbar entgegenstehenden Fälle meines Erachtens noch einer sorgfältigen kritischen Sichtung.

Die sensorische Aphasie Wernicke, Worttaubheit Kussmaul, nicht ganz treffend auch akustische Aphasie genannt, beruht, wie ich aus einer Vergleichung von Naunyn's Darstellung (a. a. O. Taf. I—IV) mit meinen Befunden an Neugeborenen erschliesse, im Wesentlichen, wenn nicht ausschliesslich, auf einer Verletzung der Hörsphäre und zwar bei Rechtshändern der linken Hörsphäre. Es genügt zum Beleg meine ausschliesslich auf anatomischem Weg gewonnene Abbildung 7 mit Naunyn's Tafeln zu vergleichen. Es ist hiernach anzunehmen, dass eine Zerstörung der linken Hörsphäre, welche nirgends über dieselbe hinausgeht, aber vollständig ist, den totalen Verlust des Verständnisses gehörter Worte mit sich bringt. Insofern bisher die Lage der Hörsphäre, ihr Umfang etc. beim Menschen im Wesentlichen nur aus Sectionsbefunden bei sensorisch Aphasischen vermuthungsweise erschlossen wurde, geben meine Untersuchungen am Neugeborenen dieser Hypothese die erste sichere Grundlage. Worauf der Verlust des Wortverständnisses bei Läsionen in der Gegend der linken Hörsphäre beruht, bedarf besonderer Erwägungen, insofern als nicht weniger als drei Erklärungsmöglichkeiten zu berücksichtigen sind: 1) Veränderung der Wahrnehmungen gehörter Worte — also eine reine Störung des Wahrnehmungsvorgangs, 2) Vergessen der Wortklänge (Ausfall der primären Identification Wernicke's), 3) Verlust bezw. Nichtauftauchen der optischen, tactilen etc. Erinnerungsbilder, welche den Begriff des Wortes ausmachen.

Um festzustellen, ob an dem Nichtverstehen gehörter Worte bei sensorischer Aphasie nur die Hörsphäre Antheil hat, oder auch benachbarte Bezirke, empfiehlt es sich vor allem, Fälle zum Vergleich heran zu ziehen, bei welchen die Hörsphäre sicher nicht, wohl aber ihre unmittelbare Umgebung zerstört ist. Ein geradezu classischer Fall dieser Art ist von Heubner beschrieben und abgebildet worden (Schmidt's Jahrbücher Bd. 223 und 224), in welchem die linke Hörsphäre, ohne selbst im geringsten verletzt zu sein, nach oben, hinten und unten durch einen wenig in die Tiefe gehenden Erweichungsherd von den benachbarten Windungen getrennt wurde. Hier konnte der Kranke jedes vorgesprochene Wort fehlerfrei nachsprechen, er hörte es also durchaus normal, die Wahrnehmung der Wortklänge selbst, war in keiner Weise gestört, er war auch nach dem Vorsprechen eines Wortes eine kurze Zeit lang im Besitz des Klangbildes, besass also, wenn auch nur kurze Zeit, Gedächtnissspuren desselben, aber er verstand den Sinn des Vor- wie des von ihm selbst Nachgesprochenen nicht. Das Verstehen des Sinnes, des Begriffs eines Wortes ist also nicht an die linke Hörsphäre gebunden; hierzu bedarf es des Zusammenwirkens weiterer Hirnbezirke, und diese sind, wie Heubner's Fall lehrt, entweder nach oben oder hinten oder unten von der Hörsphäre oder nach allen diesen Richtungen hin gelegen. Sucht man hierüber an weiteren Fällen Klarheit zu erlangen, so ergiebt sich in der That, dass für das Wortverständniss ausschliesslich die nach oben, hinten und unten von der Hörsphäre gelegenen Bezirke in Betracht kommen, aber jeder in besonderer Weise, die oberen (Scheitel-) Bezirke mehr für die Verbindung tactiler Vorstellungen mit den Worten, die nach hinten (gegen die Sehsphäre) gelegenen Abschnitte für die Verbindung optischer Vorstellungen und die nach unten im Schläfenlappen selbst gelegenen, wie ich aus eigenen Beobachtungen annehme für die Verbindung objectiver, akustischer Wahrnehmungen mit den zugehörigen Klangbildern. Es finden sich dementsprechend bei Verletzung der nach hinten oben und aussen von der linken Hörsphäre liegenden Regionen meines hinteren grossen Associations-Centrums weitere der sensorischen Aphasie reciproke Formen von Sprachstörung (sogenannte amnestische Formen der Früheren), von welchen ich als Prototyp nur die Alexie und die optische Aphasie (Freund) hervorheben will. Ist die Gegend von × × Fing. 9 links, + Fig. 7 zerstört, so fällt die Fähigkeit aus, Gedrucktes oder Geschriebenes zu verstehen, also mit den Augen zu lesen (manche können noch mit Hülfe der Lagevorstellungen lesen, indem sie die Linien grösserer Buchstaben mit dem Finger nachahmen, „nachfahren", wie beim Lesen Blinder zum Theil geschicht) — wobei die Fähigkeit zu schreiben bald aufgehoben, bald erhalten ist. Ist bei Rechtshändern links die Gegend × × und ein weiter nach vorn gelegener Bezirk erkrankt, so fällt die Fähigkeit aus, gesehene Gegenstände (zunächst innerlich) zu benennen, besonders regelmässig dann, wenn gleichzeitig die Bahnen, welche von der rechten Sehsphäre durch den Balken zu besagter Region links ziehen, unterbrochen werden, sei es im Balken selbst, sei es in der Gegend der rechten Sehsphäre, sei es innerhalb des linken grossen hinteren Associationscentrums. Hierdurch fällt in der Regel gleichzeitig die Fähigkeit aus, gesprochene Worte ihrem optisch-tactilen Sinn nach zu verstehen. In ähnlicher Weise giebt es eine tactile Aphasie, d. h. die Unfähigkeit, getastete Objecte richtig zu benennen und eine akustische, d. h. für Geräusche, musikalische Klänge die entsprechenden Worte zu finden. Die Worttaubheit umfasst demgemäss keineswegs alle Formen von akustischer Aphasie und sollte nicht ohne weiteres mit derselben identificirt werden. Sind beide Hemisphären innerhalb der fraglichen Bezirke ausgedehnt erkrankt, so vermag der Kranke auch die Bedeutung, den Gebrauchswerth gesehener oder getasteter Objecte nicht zu erkennen (Apraxie, Agnosie, Freud); hier haben wir es mit einer Erscheinung zu thun, welche über das Gebiet der Aphasie weit hinausragt und den Menschen einer Fähigkeit beraubt, welche schon dem Thier zukommt, mit einer Störung der Anschauung, der Association rein objectiver Eindrücke (nicht symbolischer Vorstellungen). Bei doppelseitiger totaler Zerstörung des hintern grossen Associationscentrums findet man alle diese Symptome zusammen, und es resultirt hier demgemäss eine tiefe Schädigung der Intelligenz, welche zu den gemeinhin als Blödsinn bezeichneten Symptomenbildern gehört (vgl. Anm. 36) und zwar zum Blödsinn aus Mangel an äusseren Anschauungen.

Ist die linke Hörsphäre selbst bei Rechtshändern zerstört, so fällt die Fähigkeit aus, gehörte Worte correct nachzusprechen; man kann also auf diesem Weg nicht mehr direct controlliren, ob der Kranke den Wortklang noch richtig wahrnimmt. Ueber den Zustand dieser Wahrnehmungen können aber Genesene (bezüglich deren allerdings der stricte Beweis fehlt, dass wirklich die linke Hörsphäre erkrankt war) noch zuverlässige Angaben machen — und solche haben wie bekannt, thatsächlich angegeben, dass sie Worte nur als ungeordnete Geräusche wahrgenommen haben. Bei der sensorischen Aphasie leidet also ohne Zweifel auch die Art und Weise der Wahrnehmung der Sprachklänge — und der Kranke kann schon in Folge dessen sich nicht erinnern, ein ihm vorgesprochenes Wort schon früher gehört zu haben. Die „sensorische Aphasie“ ist in erster Linie eine Wahrnehmungsstörung und in der That eine Art Taubheit, weshalb die Kussmaul'sche Bezeichnung „Worttaubheit“ sicher vorzuziehen ist. Rechtshänder, deren linke Hörsphäre nach hinten, oben und unten von dem hintern grossen Associationscentrum getrennt ist, können (wie insbesondere Freud klar dargelegt hat) nicht mehr spontan sprechen bezw. Ideen durch Worte ausdrücken (Fall Heubner, entsprechend auch der berühmte Fall Lordat u. a.). Derartige Fälle lehren, dass auch die Vorbereitung der Rede, die Bildung der inneren Worte sammt Syntax also die Diction an das hintere grosse Associationscentrum gebunden ist. Da die Gemeingefühle, der Schmerz etc. in der Körperfühlsphäre (zum Theil vielleicht auch im Gyrus hippocampi) zum Bewusstsein gelangen und da auch die zum Ausdruck dieser inneren Erregungen dienenden Worte nicht mehr gefunden werden, wenn das hintere grosse Associationscentrum doppelseitig erkrankt ist (die Kranken jammern in einfachen Klagelauten, schreien ohne Worte etc.), so geht allem Anscheine nach auch die Association der Gefühle mit Worten durch Vermittelung des hintern grossen Associationscentrums vor sich, abgesehen etwa von gewissen Interjectionen und denselben gleichwerthigen Flüchen etc.

Schon hierdurch wird es höchst unwahrscheinlich, dass die Gedächtnissspuren der Klangbilder von Worten („primäre Identification“), wie Wernicke meint, ausschliesslich in der linken Hörsphäre zu suchen sind. Giebt doch überdies Wernicke selbst an, dass der Wortschatz bei Zerstörung dieser Rindenregion erhalten sei und nur paraphasisch angewandt werde, während andere Autoren (Freud) zwar eine Verarmung, nicht aber totalen Verlust der Wortklangbilder bei Verletzung der 1. Schläfenwindung annehmen. — Auch dürfte meines Erachtens nach durch eine besondere Erscheinung Wernicke's Ansicht widerlegt werden: Kranke, deren linke Hörsphäre erhalten ist, die aber in Folge Verletzung des hinteren grossen Associationscentrums gesprochene Worte nicht verstehen, vorgesprochene aber nachsprechen können, zeigen, wie mir scheint, in der Regel die Eigenthümlichkeit, dass sie Vorgesprochenes nur kurze Zeit, eventuell nur einige Secunden behalten können. Sie können demgemäss auch, wie bereits von anderen Autoren hervorgehoben wurde, mitunter nur die ersten Laute, die erste Silbe oder den ersten Laut eines Wortes nachsagen, manchmal indess auch kurze Sätze. Insofern sich dieses Symptom bei Kranken mit intacter Hörsphäre findet, sowohl bei Zerstörung der dritten Stirnwindung und der Insel, wie des hintern Associationscentrums, schliesse ich, dass zum Behalten eines Wortklangs auf die Dauer die Mitwirkung von Hirntheilen ausserhalb der Hörsphäre nothwendig ist. Die Wort-Klangbilder müssen associirt werden, um behalten werden zu können; die Gedächtnissspuren derselben sind also auch ausserhalb der Hörsphäre zu suchen (vgl. Anm. 27). Hier scheinen nun individuelle Verschiedenheiten zu existiren; der Eine associirt seine Wortklangbilder hauptsächlich mit Gesichtsbildern, ein Zweiter mehr mit Bewegungsbildern, ein Dritter mit Wortreihen. Insofern scheint mir die Charcot'sche Unterscheidung visueller, motorischer und akustischer Sprecher vielleicht gerechtfertigt, keinesfalls insofern, dass bald die Thätigkeit lediglich der 3. Stirnwindung, bald der Hör- oder der Sehsphäre allein hinreicht, um Worterinnerungsbilder zu vermitteln.

Will man überhaupt prüfen, bei Zerstörung welcher Stellen der Rinde etc. die Wortklangbilder gänzlich verloren gehen, so hat man nicht allein durch Vorsprechen von Worten zu prüfen, sondern von allen Sinnen her den Versuch zu machen, das Wortbild hervorzurufen — und auch dann gelangt man schliesslich nie zum sichern Nachweis der vollständigen Vernichtung irgend welcher Gedächtnissspuren, weil das Innere der Kranken, welche ihre Vorstellungen nicht klar und deutlich äussern können, zum guten Theil eine terra incognita bleibt.

[7] Bei der gewöhnlichen halbseitigen („Schlag“) Lähmung in Folge Zerstörung der Centralwindungen oder der von ihnen entspringenden

„Pyramidenbahnen" wird das Bein auf die Dauer nicht vollständig gelähmt. Es fallen vor allem die Bewegungen aus, welche zum Abtasten des Fussbodens nothwendig sind, insbesondere die Dorsalflexion des Fusses und die Beugung des Kniegelenkes. (Die Leitungen der Sensibilität und Motilität verlaufen getrennt, weshalb jede für sich gestört werden kann.) Das Bein kann aber noch als Stütze des Körpers und zur Fortbewegung verwandt werden — auch wenn die Pyramidenbahnen völlig zerstört sind (eigene Beobachtung). Indem bei Erkrankung dieser motorischen Leitungen und ihrer Ursprünge in der Grosshirnrinde stets Contracturen in den Muskeln der gelähmten Glieder eintreten, gehen die Bewegungsstörungen schliesslich weit über den eigentlichen Lähmungseffect hinaus.

[8] Keineswegs ausschliesslich (s. u.).

[9] Für die niederen Wirbelthierklassen und einige Säugethiere ist dies experimentell erwiesen (s. u. Goltz); bezüglich der Menschen fehlen völlig einwandfreie Erfahrungen an Individuen mit doppelseitigen Hemisphären-Erkrankungen. Das Aufrechtstehen der Menschen setzt höchst wahrscheinlich Intactheit gewisser Rindenabschnitte voraus, der „Rumpfregion" wenigstens einer Körperfühlsphäre (in der ersten Stirnwindung).

[10] Von weiteren verdienten Forschern auf diesem Gebiet sind zu erwähnen unter den Italienern Luciani, Albertoni, Tamburini und Seppilli, von den Engländern Horsley, Beevor und Schäfer, von den Franzosen Frank und Pitres, von Russen Bechterew u. A. m. Was die klinische Begründung der Localisationslehre anlangt, so ist hier wohl zweifellos in erster Linie Charcot zu nennen, ferner Hitzig, Kussmaul, Wernicke, Nothnagel, Gowers, Henschen u. A.

[11] Die niederen Triebe sind in erster Linie physikalisch-chemische Vorgänge, welche zunächst jedes psychischen Charakters entbehren. Ich finde keinen principiellen Unterschied zwischen der Reizung der Athmungscentren in der Oblongata in Folge Sauerstoffmangel und Kohlensäureüberladung des Blutes und der Erregung des Nervensystems durch Mangel an Wasser und fester Nahrung. Nur bedarf es zur (selbstständigen) Befriedigung der letzteren Bedürfnisse gewisser Bewegungen des Gesammtkörpers, welche die Befriedigung des Athmungsbedürfnisses, in der Regel, d. h. in lufthaltigen Räumen, nicht voraussetzt. Die Triebe erlangen einen psychischen Charakter erst dadurch, dass sie im Bewusstsein als Gefühle auftauchen; die letzteren stellen also nur die psychische Kehrseite der Triebe dar. Aus den Trieben entwickeln sich die Willenshandlungen erst durch Association der Triebgefühle mit andern

körperlichen Gefühlen (der Sättigung etc.) und Sinneswahrnehmungen (der die Triebgefühle beseitigenden, d. h. stillenden Geschmäcke, Bewegungen etc.). Erst wenn diese Associationen zu Stande gekommen sind, wandelt sich der zunächst nur ein Leiden andeutende Schrei des Neugeborenen in eine active zielbewusste Äusserung um. Alle die hier zunächst in Betracht kommenden Associationen werden, wie ich nicht zweifle, durch die Körperfühlsphäre vermittelt, zu welcher schon frühzeitig Associationsfasern von der Riechsphäre her gelangen. Erst der durch Erinnerungsbilder beeinflusste (bezw. ausgelöste) Trieb sollte als Wille bezeichnet werden; insbesondere jedes Wählen setzt Erinnerungsvermögen voraus. Die Erinnerungsbilder, welche im ausgebildeten Bewusstsein die Triebe regeln, sind theils persönlicher Art (erinnerte Lust-Unlustgefühle) theils beziehen sie sich auf äussere Vorgänge; die ersteren sind wohl in der Regel die mächtigeren. — Wenn ich hier in nicht zu verkennender Weise mich Anschauungen nähere, welche die Grundlage von Schopenhauer's Philosophie bilden, so möchte ich betonen, dass ich durchaus auf selbständigem Wege, durch das Studium der Gehirnentwickelung zu den im Text gegebenen Vorstellungen gelangt bin. Da Schopenhauer seine Lehre vom Primat des Willens, ganz wesentlich auch auf Beobachtungen am neugeborenen Kind stützt, so liefern die hier mitgetheilten entwickelungsgeschichtlichen und physiologischen Thatsachen einen wohl nicht uninteressanten Commentar zu seinen von genialer Anschauung zeugenden und gezeugten grundlegenden Ideen.

[12] Dass die Goltz'schen Befunde am Hund zum Theil wenigstens für den Menschen gelten, konnte ich an einer Missgeburt feststellen, bei welcher nur die niederen Hirntheile bis einschliesslich des unteren Vierhügels ausgebildet waren. Trotzdem lebte das Kind $1^{1}/_{2}$ Tag und gab während dieser Zeit allerhand Zeichen von Unbehagen von sich. Es wimmerte gelegentlich leise, und dieses Wimmern sowie allerhand Bewegungen der Extremitäten wurden lebhafter, sobald man die Haut kniff. (Vgl. auch Anm. 18.)

[13] Insbesondere gewisse Formen von epileptischen und hysteroepileptischen Dämmerzuständen, z. B. das Petit mal mit vager primärer Angst u. dgl. Ist das vorstellende Bewusstsein nur partiell geschwunden, so bekommen wir hier Zustände, wo der Kranke z. B. noch sich selbst fühlt, aber nicht sieht und hört etc. In anderen Fällen scheinen nur die Associationscentren ausgeschaltet zu sein, so dass die Kranken Sinneswahrnehmungen haben ohne jede Andeutung, dass sie dieselben geistig verarbeiten, d. h. mit Erinnerungsbildern verknüpfen.

[14] Das Kleinhirn erhält Leitungen aus den hintern Nervenwurzeln des Rückenmarkes durch das Corpus restiforme. Dieselben gehen hervor aus den Nerven der unteren Extremitäten (Goll'sche Stränge), des Rumpfes (directe Kleinhirn-Seitenstrangbahn), der oberen (?) Extremitäten (Burdach'sche Keilstränge, meine Grundbündel der Hinterstränge). Die ersteren und letzteren zweigen sich in den Kernen der Hinterstränge von den Leitungen zur Grosshirnrinde ab. Vielleicht führen auch die Faserbündel zwischen Seitenstrangkern des verlängerten Markes und Strickkörper centripetale Leitungen von Rumpf und Extremitäten her. Dazu kommen Fasern aus den Kernen des N. trigeminus, vestibularis, vagus, welche mit sensiblen Endorganen der Kopfregion (insbesondere mit den Bogengängen des Labyrinthes) zusammenhängen. Dem Kleinhirn können somit aus allen Körpertheilen Reize zufliessen, welche Nachricht geben über die Lage und Haltung etc. der beweglichen Körpertheile, die Spannungszustände der Muskulatur, den auf den Fusssohlen lastenden Druck etc.

[15] Leider kennt man die Nerven, welche die Localisation der Hungergefühle vermitteln noch nicht genau; nach Carl Ludwig (persönliche Mittheilungen) handelt es sich zweifellos um den Splanchnicus. Die Frage inwiefern an allen niederen Trieben automatische Reizungen von Ganglienzellengruppen der Centralorgane durch Blutbestandtheile etc. betheiligt sind, ist noch wenig bearbeitet worden und in der Hauptsache noch offen. In das verlängerte Mark gelangen aber zweifellos, sei es direct, sei es indirect (vom Rückenmark her), alle die peripheren Leitungen, welche für die Triebe in Betracht kommen können, insbesondere auch der Vagus und Trigeminus. Die Hauptangriffspunkte dürften hier die grossen Zellen der Formatio recticularis sein, welche ganz besonders früh zur Reife gelangen. Auch diese Zellen stehen vermuthlich unter dem hemmenden Einfluss des Grosshirns (vgl. Text zu Anm. 57).

[16] Die hier in Betracht kommenden Entwickelungsvorgänge betreffen im Wesentlichen die Nervenfasern, welche im ausgebildeten Organ meist zwei Bestandtheile erkennen lassen, den glashellen Axencylinder und die darum gelegte röhrenförmige Markscheide. Die letztere, welche das eigentliche Nervenmark zusammensetzt, entsteht beträchtlich später als der Axencylinder. Leitungen von verschiedener funktioneller Bedeutung erhalten die Markscheiden zu verschiedenen Zeiten — auf diese einfache Thatsache gründet sich meine Untersuchungsmethode des Gehirns, welche dadurch wesentlich an Tragweite gewonnen hat, dass es gelungen ist, die Markscheiden künstlich zu färben (s. Taf. I — III,

wo das Mark mittelst Hämatoxylin (Weigert) blau tingirt ist). An so behandelten Präparaten aus dem Gehirn Neugeborner laufen die reifen Nervenbündel als blaue Züge zwischen den ungefärbten unreifen Leitungen, welche glasartig durchscheinen, so dass man die reifen auf grosse Strecken bequem verfolgen kann (s. besonders Fig. 4). Ich bedaure aussprechen zu müssen, dass ein grosser Theil der Anatomen die Tragweite dieser einfachen Thatsache nicht nach Gebühr gewürdigt hat, so dass die Methode ausser von mir und meinen Schülern nur von wenigen Forschern geübt worden ist. Sie gewährt Überblicke über die Leitungen im Gehirn, welche an Anschaulichkeit von keiner anderen Methode erreicht werden. Sie wird auch durch die neueren rein histologischen Funde, welche sich auf Golgi's Silberfärbung gründen, in keiner Weise überflüssig gemacht — im Gegentheil beide Methoden ergänzen sich auf das glücklichste, insofern jede in ihrer Weise besondere zuverlässige Aufschlüsse giebt. Die Silberfärbung zeigt die besondere Art des Zusammenhanges zwischen Nervenfasern und Ganglienzellen, die Zusammenfassung kleinerer Mengen von nahe bei einander gelegenen Zellen zu in sich innig verbundenen Gruppen u. dgl. m. Der Verlauf der Leitungen über grössere Strecken, der Zusammenhang weit aus einander gelegener Nervenzellenhaufen kann besonders am Menschen nur mittelst der entwickelungsgeschichtlichen Methode klar dargelegt werden. Die wichtigste Thatsache, welche die Golgi-Färbung bezüglich der langen centralen Nervenbahnen ergeben hat, ist der Nachweis, dass dieselben in Haupt- und Nebenleitungen zerfallen; im Übrigen kann ich nicht zugeben, dass sich die modernen Anschauungen von unseren früheren in fundamentaler Weise unterscheiden. Während man früher annahm, dass jede Nervenfaser ungetheilt von ihrer Ursprungszelle bis zur Endverzweigung verläuft, wissen wir jetzt, dass sie unterwegs mehr oder weniger zahlreiche Seitenzweige abgiebt, welche sich vielfach rechtwinklig an die Stammfasern ansetzen, meist dünner sind als letztere und deshalb als Nebenleitungen („Collateralen") aufzufassen sind. Diese Collateralen stören am erwachsenen Gehirn ungemein den Überblick über die einzelnen Leitungen; beim Neugeborenen sind sie zum grossen Theil marklos, also glasartig durchsichtig, und dies ist ein zweiter Punkt, welcher die Verfolgung der Hauptleitungen im kindlichen Gehirn viel leichter macht als im erwachsenen. Das Verhalten der meisten Hauptleitungen ist überhaupt nur am Foetus und Neugeborenen klar und übersichtlich. Die Untersuchung der von Türk entdeckten secundären Degenerationen bildet eine zweite direkt am Menschen anwendbare Methode, doch vermag sie nur über eine beschränkte Zahl von Leitungen sichere und erschöpfende Aufschlüsse zu geben und hat deshalb, obwohl beträchtlich älter als die von mir ausgebildete entwickelungsgeschichtliche Forschung, in weit geringerem Maasse die Anatomie der centralen Leitungsbahnen bereichert. Die nur am Thier anwendbare Exstirpationsmethode Gudden's hat für den Menschen bisher nur wenig wirklich neue und gesicherte Aufschlüsse geliefert, dagegen zu zahlreichen Trugschlüssen geführt; ich verweise nur auf die Controversen über die centralen Bahnen des Hörnerven, welche von mir und Bechterew am Foetus durchaus klar und einwandfrei nachgewiesen worden sind. Die Übertragung von Befunden am Thier auf den Menschen darf nur mit grosser Vorsicht geschehen, besonders was die Grosshirnrinde und ihre Verbindungen anlangt (s. Anm. 27). Dass ich die moderne „Neuronenlehre" im Text nicht erwähnt habe, beruht darauf, dass dieselbe für die dort erörterten psychologischen Fragen weniger in Betracht kommt. So wichtig die Hypothese erscheint, dass jedes Neuron (Waldeyer), d. h. jede Nervenzelle mit allen ihren Fortsätzen, allezeit ein besonderes Individuum bleibt, welches mit anderen Neuronen nicht verschmilzt, sondern sich nur berührt, so ist sie für die Lehre von der gröberen Functionsvertheilung im Gehirn vorläufig nicht verwerthet worden: Der Gesammtplan des Gehirns bleibt ja derselbe, ob wir uns die Zellausläufer verschmolzen oder nur in innigem Contakt denken. Die Elementarphysiologie hingegen, die Mechanik der centralen Erregungsvorgänge und insbesondere die Lehre von der feineren Localisation der Wahrnehmungen und ihrer Erinnerungsbilder (vgl. Anm. 27) wird auf das eingehendste mit der Einschaltung besonderer Widerstände an den Contactstellen, mit der Zahl und Flächenausdehnung derselben etc. zu rechnen haben.

[17] S. Anm. 15.

[18] Nimmt man an, dass die menschliche Frucht dauernd lebensfähig wird bei einer Körperlänge zwischen 41 und 44 cm, so entspricht der Lebensfähigkeit im nervösen Centralorgan die völlige Ausbildung nachfolgender Fasersysteme: In Rückenmark und Oblongata alle gröberen Bündel mit Ausnahme der Pyramidenbahnen (motorische Tastbahn s. u.), der centralen Haubenbahn und der Kleinhirn-Gross-Olivenbahn, ferner sämmtlicher Bündel des Hirnschenkelfusses zur vorderen Brückenabtheilung. Im Kleinhirn sind Wurm und Flocke völlig ausgebildet, die Fasersysteme der Hemisphären noch meist völlig marklos. Im Grosshirn sind markhaltig das Meynert'sche Bündel (vom Ganglion habenulae zur Brücke), Fortsetzungen der oberen Kleinhirnstiele durch den rothen Kern

zum Luys'schen Körper, Linsenkern, Thalamus opticus (äusserer Kern), Bündel der Schleife, welche in dieselben grauen Massen eintreten. Ob die Schleife auf dieser Entwickelungshöhe bereits bis zur Rinde der Centralwindungen markhaltig ist, vermag ich auf Grund mikroskopischer Befunde nicht anzugeben; dasselbe gilt vom Riechstreifen — doch findet die Markscheidenbildung um diese Zeit statt. Insofern die mit der Schleife zusammenhängenden Hinterstränge wohl zweifellos die Leiter der an den Lagevorstellungen betheiligten Empfindungen bezw. Gefühle enthalten, gelangen letztere zu allererst zur Entwickelung, so dass sich das Gesammtbewusstsein gewissermaassen auf ihnen aufbaut; und vermuthlich sammelt der Foetus bereits im Mutterleib gelegentlich seiner Reflexbewegungen hierauf basirte Erfahrungen über seinen eigenen Körper. Die übrigen Sinnesleitungen sind innerhalb des Grosshirns bei 8 monatlichen Früchten sicher noch marklos. Viele Säugethiere (Hund, Katze etc.) werden auf dieser Entwickelungsstufe geboren, sind also extrauterin lebensfähig. Erblickt die menschliche Frucht um diese Zeit das Licht der Welt, so wird nach kurzer Zeit der Nervus opticus markhaltig (viel früher als wenn die Frucht bis zur Reife im Uterus bleibt) und zwar zuerst in den centralen Theilen, welche der Macula lutea also der Stelle des deutlichsten Sehens entsprechen. Die Leitung von den Hintersträngen des Rückenmarkes zur Rinde der Centralwindungen erhält rasch wohlausgebildete starke Markscheiden (wie der Opticus, wohl unter dem Einfluss der äusseren Reize). Der Riechstreifen wird extrauterin nicht wesentlich rascher markhaltig als intrauterin, und dasselbe gilt von der Hörleitung aufwärts vom inneren Kniehöcker, welche erst zur Zeit der Reife anfängt sich in ihrem Stabkranztheil mit Mark zu unhüllen und jedenfalls zuletzt von allen Sinnesleitungen zur Reife gelangt. Nur die directe acustische Rindenbahn Held's macht eine Ausnahme insofern dieselbe etwa mit den Stabkranzbündeln der Schleife gleichzeitig Mark erhält, um eine Zeit, wo im Schläfenlappen weder der Gyrus hippocampi noch die 1. Schläfenwindung Beginn der Markscheidenbildung erkennen lässt. — Vielleicht ist es für die geistige Entwickelung zu früh geborener Kinder nicht ohne Bedeutung, dass der Tastsinn bei ihnen weit mehr in der Entwickelung voraus eilt als bei Reifgeborenen. — Bei den letzteren ist auch der Nervus opticus über seinen ganzen Querschnitt gleichmässig markhaltig, lässt also keinen Unterschied zwischen centralen und peripheren Fasern erkennen.

[19] Durch Verletzung einer Sehsphäre entstehen Gesichtsfeldsdefecte auf beiden Augen (Hemianopsie); Verletzung einer Hörsphäre oder ihres

Stabkranzes (im „Carrefour sensitif") schwächt das Gehör des Ohres der anderen Seite ab; der Defect wird mitunter kaum bemerkt, weil jedes Ohr mit beiden Hörsphären in Verbindung steht. Vgl. auch Anm. 29. Bei der „Seelenblindheit" (Munk) sieht der Kranke alles, vermag aber das Gesehene nicht zu deuten, nicht zu begreifen.

[20] Vgl. Anm. 29.

[21] Die Pyramidenbahnen.

[22] Eigene Berechnung. Durch die ungeheuere, 100000 zweifellos beträchtlich überschreitende Zahl dieser Bewegungsbahnen erklärt sich hinreichend die ungemein feine Abstufbarkeit der Hand- und Fingerbewegungen, wie sie beim Clavierspiel, Schreiben etc. hervortritt. Alle diese Bewegungen sind ursprünglich, wie alles Greifen, nur Tastbewegungen — die Technik mancher Claviervirtuosen geht allerdings mehr ins Gebiet der reinen Abwehrbewegungen über.

[23] Die Höhe der Stirn hängt zum Theil von der Grösse der Tastsphäre bezw. Körperfühlsphäre (letztere wiederum von der Körpergrösse) ab, zum anderen Theil von dem Volumen des vorderen Associationscentrums (s. u.). Die Höhe der Stirn ist schon deshalb nicht präter propter ein directer Maassstab für die geistige Veranlagung, ganz abgesehen davon, dass wichtige geistige Organe in den hinteren Hirntheilen gelegen sind (vgl. Anm. 53).

[24] Neben den Grosshirnganglien (vgl. hierüber Anm. 29) vermitteln auch noch eine Anzahl kleinerer grauer Massen die Einwirkung der Grosshirnrinde auf die Formatio reticularis; doch würde ihre Beschreibung hier zu weit führen. — Äussere Sinnesreize wirken theils direct, theils indirect (associativ) erweckend auf sinnliche Triebe — nur um die erstere Erregungsform handelt es sich hier.

[25] Ich gebrauche diesen Ausdruck im Anschluss an Munk und zum Theil auch in dessen Sinn, zum Theil in einer erheblich erweiterten Bedeutung, insofern ich auch die Triebe etc. in der fraglichen Zone localisire.

[26] Vgl. Anm. 13 und 36. Hierher gehören verschiedene Zustände von „Bewusstlosigkeit" im Sinne von § 51 des deutschen Strafgesetzbuches.

[27] Dass Erinnerungsbilder eines Sinnes nicht in grösserer Zahl schwinden, auch wenn seine Rindencentren doppelseitig zerstört werden, hat von hervorragenden klinischen Beobachtern, inbesondere Nothnagel

(Verhandl. des Congresses für inn. Medizin VI., S. 118, 128, 131. Wiesbaden 1887) betont. S. 128 findet sich hier folgende Bemerkung: „Ein Kranker, der über Nacht in Folge doppelseitiger embolischer Erweichung der Rindenzone für optische Eindrücke — also der Sehsphäre — erblindet, ist zwar nicht mehr fähig, neue Lichteindrücke und Gesichtsbilder zu empfangen, aber er hat noch sehr wohl die Erinnerung vom Aussehen der Gegenstände, die Vorstellung von Gesichtsbildern. Die psychische Verwerthung derselben kann also nicht an die corticalen Ganglienzellengruppen gebunden sein, deren Vernichtung den Menschen doch blind macht.“ Bei näherer Überlegung kommen mir Zweifel hinsichtlich der Beweisfähigkeit des von Nothnagel verwertheten Beobachtungsmaterials. Durch Erweichung beider Hinterhauptslappen kann totale Blindheit entstehen, 1) wenn die Erweichung die gesammte Rinde der Sehsphären zerstört, 2) wenn (vgl. Fig. 9) beiderseits neben mehr weniger unvollständiger Vernichtung der Sehsphärenrinde die gesammte Sehstrahlung durchbrochen wird. Da in der Regel die Erweichungsherde über die Rinde hinaus in die Tiefe dringen, so ist fast ausnahmslos auch die Sehstrahlung lädirt. Beweisend für die Nichtlocalisation der Erinnerungsbilder in der Sehsphäre würden nur Fälle sein, wo nachgewiesen ist, dass die optischen Erinnerungsbilder erhalten bleiben in Fällen von totaler Blindheit, wo letztere ausschliesslich durch Vernichtung der Rinde der Sehsphäre, nicht aber theilweise lediglich durch Unterbrechung der Sehstrahlung bei Erhaltensein der betreffenden zugehörigen Rindentheile bedingt ist. Dass Nothnagel Fälle benutzt hat, für welche dieser Beweis als geführt anzusehen ist, kann ich nicht zugestehen. 1887 war die Ausdehnung der Sehsphäre überhaupt nicht sicher bekannt, weder am Mensch noch am Thier; jetzt wo wir den Ausbreitungsbezirk der menschlichen Sehstrahlung genau kennen, wird es möglich sein, jeden beliebigen Fall genau zu beurtheilen. Es bedarf also noch weiterer Untersuchungen um die Folgen reiner und totaler Zerstörung der Sehsphäre für das optische Gedächtniss genau festzustellen, womit keineswegs gesagt ist, dass Nothnagel's Ansicht sich nicht doch noch als richtig herausstellen könne. Man wird aber eine besondere Aufmerksamkeit auf die Frage zu richten haben, ob ein total Rindenblinder wirklich auch optische Erinnerungsbilder, nicht etwa nur die Worte für solche zu reproduciren vermag.

Einen dem Nothnagel'schen diametral entgegengesetzten Standpunkt nimmt Wernicke ein in seinem Grundriss der Psychiatrie (1894), indem er die Erinnerungsbilder, welche seine primäre Identification (vermuthlich eine reine Fiction), das einfache Wiedererkennen eines Eindruckes ermöglichen (ohne Erkenntniss seiner Bedeutung, was die secundäre Identification darstellen würde), ausschliesslich in die centralen Projectionsfelder der sensiblen Leitungen, in meine Sinnescentren verlegt. Wernicke geht hierbei überwiegend von den Erfahrungen bei sensorischer Aphasie aus, also von der Localisation der Wortklangbilder, welche er in der Hörsphäre gegeben sieht. Die Wortklangbilder eignen sich ja in der That in einer Bezeichnung am besten für die Behandlung der Frage. Die meisten Erinnerungsbilder sind doppelseitig im Gehirn localisirt, die Wortklangbilder wie die Sprachsymbole überhaupt einseitig in der Regel nur links. Hier genügen also einseitige Läsionen der Grosshirnrinde, um die Sache zu entscheiden; für die Mehrzahl der objectiven Erinnerungsbilder sind hingegen doppelseitige Läsionen nothwendig, z. B. wenn das Erinnerungsbild eines getasteten Körpers vollständig verloren gehen soll. Trotz alledem beweisen die von Wernicke betonten Erfahrungen an sensorisch Aphasischen, wie bereits oben Anm. 6 des Näheren ausgeführt wurde, keineswegs die Localisation der Wortklang-Erinnerungsbilder ausschliesslich in der linken Hörsphäre. — Wernicke stützt indess seine Ausdehnungen auch auf Beobachtungen über Verletzung der Tastsphäre. Bei circumscripter Zerstörung derselben entsprechend der Mitte der linken Centralwindungen beobachtete er dauernde Unfähigkeit mit Hülfe der rechten Hand, also durch Tasten im weiteren Sinne die Form eines beliebigen Objects zu erkennen, bei scheinbar nur leichter Störung der einzelnen sensiblen Componenten des Tastsinns. Wernicke deutet seine Befunde so, dass die tactilen Erinnerungsbilder jener Objecte verloren gegangen seien. Man kann mit demselben Recht annehmen, dass nicht mehr die Zusammenordnung der elementaren Empfindungen der Haut, Muskeln, Sehnen, Gelenkflächen etc. zu Stande kommt, welche zur Bildung richtiger stereognostischer Anschauungen aus den elementaren Sinneseindrücken nothwendig ist, dass also die Bildung der Wahrnehmungsvorstellungen gestört ist. Somit ist die Wernicke'sche Beweisführung für die Localisation der Erinnerungsbilder ausschliesslich in den Sinnescentren durchaus ungenügend.

Es ist nothwendig, die Frage von allgemeineren Gesichtspunkten aus in Angriff zu nehmen und solche glaube ich in folgenden Erwägungen gefunden zu haben. Gehe ich zunächst von der einfachen Wahrnehmung eines vorgesprochenen Wortes aus, so unterliegt es keinem Zweifel, dass dieselbe zunächst mit einer Erregung derjenigen Nervenfasern der linken Hörsphäre einhergeht, welche die centralen Enden der Gehörleitungen, des „acustischen Projectionssystems“ darstellen. Dieses letztere besteht aus einer grossen Anzahl Einzelleitungen, deren oberste Glieder (Neurone) zum Theil im Stabkranz der Hörsphäre liegen, so dass man sie demgemäss als Stabkranzneurone des acustischen Projectionssystems bezeichnen kann. Die Ursprungszellen dieser Stabkranzelemente liegen in sehr verschiedenen subcorticalen Centren, zum Theil im inneren Kniehöcker, im hinteren Vierhügel, vielleicht zum Theil auch im vorderen Acusticuskern und Tuberculum acusticum des verlängerten Markes, also nahe und fern von der Rinde. Die Axencylinderfortsätze dieser Zellen gelangen im Stabkranz zur Grosshirnrinde, lösen sich in der Hörsphäre in Endbäumchen auf, und treten so mit den mannigfaltigsten Fasern in Berührung, welche aus den Ganglienzellen der Hörsphäre selbst hervorgehen, sei es mit Dendriten (Protolasmafortsätzen), sei es mit verzweigten Axencylinderfortsätzen von Rindenzellen, vielleicht besonders der Golgi'schen und der Martinotti'schen Zellen, zweifellos auch derjenigen in allen Schichten (keineswegs nur in den untersten!) gelegenen Zellen, aus welchen die Associationsfasern des Hirnmarkes hervorgehen und endlich auch mit Zellen, welche centrifugalleitende Projectionsfasern insbesondere motorische aussenden. Es steht meines Erachtens nichts im Wege, alle Neurone der Hirnrinde ausser den an letzter Stelle genannten Bestandtheilen des Projectionssystems kurz als Associationsneurone zu bezeichnen, wobei man ja die Ursprungszellen der eigentlichen Associationssysteme und diese letzteren zusammen als Associationsneurone im engeren Sinne unterscheiden kann.

Die Nervenfaserfortsätze dieser Associationsneurone sind von sehr verschiedener Länge; ein Theil verzweigt sich kaum Millimeter weit von den Ursprungszellen, andere wie die Balkenfasern erreichen 15 Centimeter und vielleicht noch erheblich mehr, die übrigen zeigen alle möglichen Mittelwerthe zwischen den genannten Maassen (vgl. Fig. 9*a*, *a'''* roth punktirt etc.). In der linken Hörsphäre sind alle diese Formen von Associations-Neuronen vertreten. Es lassen sich hier, um nur sicher Festgestelltes zu erwähnen, Zellen nachweisen, deren Fasern bis zu den Hinterhauptswindungen (× × Fig. 9), bis zur Insel (× Fig. 9) bis zu den oberen und basalen Theilen der 3. Stirnwindung, bis zur Spitze des Schläfenlappens, zum Gyrus supramarginalis und zum Balken (und hierdurch zum hinteren grossen Associationscentrum etc. der anderen Hemisphäre) gelangen.

Untersuche ich nun zunächst, welche von all' den genannten Elementen und Regionen an den Gehörswahrnehmungen Antheil haben, so zeigen sich schon hier grosse, fast unüberwindliche Hindernisse. Jede Wahrnehmung z. B. eines Wortes, setzt sich zusammen aus elementaren Empfindungen, wenn diese uns auch bei einfachen Worten nicht sogleich deutlich werden. Die Localisation der einfachen Empfindungen ist demgemäss zunächst festzustellen, als Voraussetzung aller weiteren Erwägungen. Es ist ja nun ausser allem Zweifel, dass das akustische Projectionssystem an den einfachen Gehörs-Empfindungen wesentlichen Antheil hat; indess ist es nicht nur unentschieden, in welcher Ausdehnung die Leitungen peripheriewärts Antheil haben (ob herab bis zu den peripheren Endorganen im Gehör-Labyrinth), sondern auch wie weit sich die Erregung über die Endbäumchen der Stabkranzneurone hinaus rindenwärts erstreckt.

In einer Hinsicht möchte die Localisation von Wortwahrnehmungen fast durchsichtiger erscheinen, insofern hier die Bildung einheitlicher Empfindungscomplexe mit in Betracht kommt, und sonach die Theilnahme von Elementen am Erregungsprocess vermuthet werden muss, welche die einzelnen akustischen Leitungen unter einander verknüpfen. Hier wird man in erster Linie an Associationsneurone der Hörsphäre zu denken haben, sofern nicht etwa die Terminalfäserchen der akustischen Stabkranzneurone schon unter einander in leitender Berührung stehen. Anderenfalls müssen den Projectionsfasern benachbarte Neurone der Hörsphäre, wie die Golgi'schen Zellen oder andere, die Verknüpfung vermitteln. Jedenfalls würde aber die Wahrnehmung eines Wortes als einheitliches Ganzes voraussetzen, dass die Hörsphäre selbst am Erregungsprocess sich betheiligt. — Indess es liegen auch Thatsachen vor, welche beweisen, dass die Erregung beim Hören von Worten gelegentlich über die Hörsphäre hinausgehen muss. Es würde z. B. durchaus unerklärlich sein, wie es zur Association von Wortklängen mit optischen Eindrücken kommen sollte, wenn die Sinneserregung nicht über die eine oder andere Sinnessphäre hinaus sich erstreckte.

Wie weit erstreckt sich nun aber de facto die akustische Erregung beim Hören eines beliebigen Wortes in die Grosshirnlappen hinein? Es ist von vornherein wahrscheinlich, dass die Ausbreitung der Erregung verschieden sein wird, je nachdem die Gehörseindrücke stark oder schwach sind, je nachdem (was zum Theil auf dasselbe hinaus kommt) die Aufmerksamkeit ihnen zugewandt ist oder nicht, und vor allem je nachdem der Eindruck kurz oder lang, einmal vorübergehend oder häufig wiederholt einwirkt — und wir gerathen hier offenbar in das Gebiet dessen, was man Übung nennt, welch' letzterer vermuthlich eine weitere Ausbreitung der centralen Erregung entspricht.

Hat ein Wortklang eine gewisse Stärke erreicht, so geht er von den Endbäumchen der Projections-Neuronen über auf die mit diesen in Contact stehenden Ganglienzellen der Hörsphäre und nachdem er in deren Gefüge irgend welche Veränderungen hervorgebracht von da weiter auf die Associationsfasern (auf welche er allerdings auch unter Umgehung der Zellkörper direct durch Vermittlung der Collateralen von Associationsneuronen gelangen könnte). Die Endbäumchen der letzteren stehen sowohl in den Sinnes- als den Associationscentren wieder mit weiteren Zellen in Contact und wird der Reiz schliesslich auch Neurone in Erregung versetzen können, welche mit den Sinnescentren ausser allem directen Zusammenhang stehen, z. B. Zellen in der Gegend × × Fig. 9. Solche Zellen können sehr wohl Contactpunkte für Leitungen bilden, welche aus verschiedenen Sinnessphären kommen, so dass hier gleichzeitig Erregungen anlangen würden, z. B. von der Seh- und der Hörsphäre aus, die schliesslich sogar zu Resultirenden führen können, an welchen die Erregung jedes einzelnen Sinnes einen bestimmten Antheil hat. Nenne ich derartige Neurone (vgl. 11 Fig. 9 schwarz) Central-Neurone der Associationscentren, so stellen dieselben gewissermaassen Knotenpunkte dar, deren Erregung rückläufig auf verschiedene Sinnescentren einzuwirken im Stande wäre. — Ich wüsste nicht, was man principiell gegen die hier angedeuteten Möglichkeiten einwenden könnte. Sind sie in natura realisirt, so ergeben sich aus unseren Betrachtungen mehrere wichtige Schlussfolgerungen.

Man ersieht ohne Weiteres, wie grenzenlos oberflächlich die Annahme ist, dass die Wahrnehmung eines gesprochenen Wortes nur in der linken Hörsphäre zu stande komme. Dieser Rindenabschnitt ist nur der nothwendige Durchgangspunkt der acustischen Erregungen; höchst wahrscheinlich hat derselbe auch besonderen Antheil an der specifischen Qualität der betreffenden Sinneswahrnehmungen und an der Zusammenfassung der elementaren Empfindungen zu in sich einheitlichen und geschlossenen Complexen, wie sie den Worten entsprechen — aber es können daneben auch alle anderen Grosshirnlappen an der Erregung theilnehmen und so die mannigfaltigsten Associationen herbeigeführt werden.

Wie verhalten sich nun demgegenüber die Erinnerungs- die Gedächtnisssspuren eines gehörten Wortes? Es liegt wohl selbstverständlich am nächsten, anzunehmen, dass dieselben überall da zurückbleiben, wohin die der Wahrnehmung zu Grunde liegende Erregung dringt. Zunächst würde man hier an Ganglienzellen der Associationsneurone der Hörsphäre zu denken haben. Sie würden mit ihren Verbindungen unter einander gewissermassen den Körper der Gedächtnissspuren eines Wortklangs darstellen; aber von diesem Körper aus erstrecken sich unzählige Arme und Füsse hinaus in andere Rindenregionen, insbesondere in die Associationscentren. Dass die Associationsfasern selbst für das Wiederaufleuchten der Erinnerung im Bewusstsein von unmittelbarer Bedeutung sind, mag zweifelhaft erscheinen, zur Auslösung sind sie sicher unentbehrlich — ob man aber Auslösung und Bewusstwerden hierbei wird sondern können, entzieht sich noch völlig der Beurtheilung. Wichtig erscheint nun die Frage, ob etwa auch die Centralneurone der Associationscentren für sich im Stande sind, Erinnerungsbilder zu reproduciren ohne Mitwirkung der Sinnescentren. Jedenfalls könnten diese Bilder nur lückenhaft sein, da ja ausserhalb der Sinnessphäre kaum ein einigendes Band gefunden werden kann, das alle zu einem Wortklang in Beziehung stehenden Centralneurone zu einheitlicher bezw. gleichzeitiger Thätigkeit verknüpfen könnte. Da indess die Erinnerungsbilder in der That vielfach nur schattenhaft und jeder specifischen Energie bar die ursprünglichen Eindrücke wiedergeben, so liegt de facto kein Hinderniss vor, die Centralneurone bis zu einem gewissen Grad selbständig, d. h. ohne Theilnahme der Sinnescentren Erinnerungsbilder vermitteln zu lassen. Für die associative Auslösung derselben sind die Centralneurone wohl zweifellos von ganz hervorragender Bedeutung — vermuthlich auch für die Bildung jener höchsten Vorstellungscomplexe, an welchen zahllose Einzelassociationen betheiligt sind.

Erwägt man, dass die Sicherheit und stete Bereitschaft des Gedächtnisses ganz wesentlich beruht auf der Auslösbarkeit der Einzelvorstellungen von den verschiedensten Wahrnehmungen und Erinnerungsbildern aus, so erhellt ohne weiteres, wie tief das Gedächtniss gestört werden muss, wenn die Associationscentren mit ihren Centralneuronen etc. leiden, wie dann optische Erregungen nicht mehr die Spuren von acustischen erreichen können u. dergl. m.

Die Bedeutung der Associationscentren für das Denken wird sonach sowohl in der Verknüpfung disjuncter und disparater Wahrnehmungen wie in der Auslösung und Combination ihrer Erinnerungsspuren bestehen — und hierin ist ja zweifellos die wesentlichste Grundlage aller geistigen Thätigkeit gegeben.

Vergleicht man unter diesem Gesichtspunkt die geistigen Leistungen des menschlichen Gehirns mit jenen der Thiere, so ergeben sich interessante Beziehungen. Was den Menschen auch von den höchsten Thieren intellectuell unterscheidet, ist einestheils die grosse Zahl seiner Erinnerungsbilder, anderntheils die Mannigfaltigkeit ihrer Verknüpfungen.

Hierzu trägt wie nicht zu bezweifeln, in erster Linie die Sprache bei, insofern der Mensch nicht nur um die Zahl der Worte, sondern auch um die mit Worten verknüpften Complexe von Anschauungen vorstellungsreicher ist als das Thier. Sind diese Leistungen an die Associationsneurone geknüpft, so muss der Mensch über einen weit grösseren Reichthum von solchen Neuronen verfügen. Und dies ist in der That der Fall (während die Projectionsneurone bei grösseren Thieren vermuthlich zahlreicher sind!). Wenn sich auch die Zahl der Associationszellen in den Sinnescentren vorläufig noch nicht genau angeben lässt, so unterliegt es keinem Zweifel, dass die Zahl der von ihnen ausgehenden Associationsfasern desgleichen die Zahl der in den Associationscentren zusammentreffenden Leitungen vorzüglich aber die Centralneurone der letzteren beim Menschen ganz unverhältnissmässig stärker entwickelt sind als bei irgend einem Thier (vgl. hierüber Anm. 29 Schluss). Der Mensch verdankt seine geistige Überlegenheit in erster Linie seinen Associations-Neuronen. Die anatomische, wie die vergleichend anatomische Betrachtung weisst demgemäss in Verbindung mit den klinischen Erfahrungen mit aller Entschiedenheit darauf hin, dass die Associations-Centren die Hauptträger des geistigen Lebens sind, dass sie somit als geistige Centren, als Denkorgane bezeichnet werden dürfen und müssen.

Nicht überflüssig scheint mir hierbei ein specieller Hinweis darauf, dass meine Anschauungen über die Beziehung der Associationssysteme zum Gedächtniss sich keineswegs mit Wernicke's auf den ersten Blick ähnlich erscheinenden Ausführungen decken, da dieser Autor weder die Associationscentren noch die Central-Neurone derselben, die wesentlichsten Elemente meiner Theorie, in Betracht zieht, bezw. überhaupt kennt (vgl. Anm. 36).

[28] Der anatomische Ansdruck der den Sinnessphären zukommenden besonderen Befähigung zur Verknüpfung der elementaren Empfindungen dürfte in ihrem grösseren Reichthum an Horizontalfasern zu suchen sein. Alle Sinnessphären lassen bei näherer Betrachtung einen deutlichen Vicq d'Azyr'schen Streifen erkennen, besonders bei Weigert-Färbung.

[29] Ich halte es für zweckmässig, hier die Hauptresultate meiner Untersuchungen über die Sinnessphären und Associationscentren kurz im Zusammenhang wiederzugeben und beginne mit einer Uebersicht über die wichtigeren Einzelheiten, um daraus später die allgemeineren Gesichtspunkte abzuleiten.

I. Sinnessphären.

Ich bezeichne als Sinnessphären ausnahmslos alle Rindenbezirke, welche mit einem „Stabkranz" versehen sind und hierdurch mit subcorticalen Centren des Gehirns und Rückenmarkes, seien es Kerne sensibler und motorischer Nerven- oder Reflexcentren höherer Art und dergleichen mehr, in Verbindung stehen. Meine Sinnescentren decken sich also dem allgemeinen Begriff, keineswegs aber dem Umfang nach mit den centralen Projectionsfeldern Wernicke's. Sie enthalten neben den Endverzweigungen der sensiblen Leitungen die Ursprungszellen der motorischen Bahnen, welche meines Erachtens durchgängig so angeordnet sind, dass sich an ein sensibles Projectionsfeld stets ein motorisches angliedert. Reine Sinnessphären giebt es also ebensowenig, wie rein motorische Bezirke in der Grosshirnrinde. Insofern aber die Function jedes sensu-motorischen Feldes in letzter Linie bestimmt wird durch die Natur (specifische Energie) des zugehörigen sensiblen Endorgans, benenne ich den Complex stets nach letzterem — es handelt sich also um eine Benennung a potiori. Die Projectionsfelder der Hirnrinde liegen nicht alle zusammen, sondern bilden nur gewissermaassen Inseln in der Rinde und sind voneinander getrennt durch Gebiete, welche eines Stabkranzes entbehren, also nicht direct mit Projectionsfasersystemen in Verbindung stehen. Wenn ich vier solcher Inseln unterscheide, so muss eine künstliche Trennung im Bereich des Gyrus fornicatus vorgenommen werden, wie Fig. 8 ohne Weiteres zeigt.

a) Körperfühlsphäre (Munk). Die hintere Grenze dieses Bezirks ist in der Regel leicht festzustellen; sie fällt mit dem hinteren Rand der hinteren Centralwindung und des Lobulus paracentralis zusammen. Die Scheitelwindungen gehören nicht dazu; nur in einzelnen Fällen lässt sich aus dem Vorkommen von Riesenzellen (s. u.) im vordersten Theil des Praecuneus erschliessen, dass der Sulcus calloso-marginalis ungewöhnlich weit vorn in die mediane Hirnoberfläche einschneidet. Die Feststellung der vorderen Grenze der Körperfühlsphäre unterliegt mehr Schwierigkeiten, insofern als die Stabkranzbündel dieser vorderen Region sich zuletzt entwickeln, zu einer Zeit, wo bereits ein grosser Theil des Balkens markhaltig ist. Die pathologische Anatomie (secundäre Degenerationen) ist hier nicht zu entbehren, wenn schon die Untersuchung des Kindes die Grundzüge für die Gesammtauffassung liefert.

Der Stabkranz der Körperfühlsphäre entwickelt sich in mehreren Absätzen. Beim achtmonatlichen Foetus finden sich nur in den Centralwindungen, und zwar hauptsächlich in der hinteren, zum kleineren Theil auch in der oberen Hälfte der vorderen, markhaltige Faserzüge, welche nach unten ohne Zweifel direct mit dem Haupttheil der Schleifenschicht, dem äusseren Thalamus-Kern, dem rothen Kern der Haube und den oberen Kleinhirnstielen zusammenhängen. Der äussere Kern des

Sehhügels ist um diese Zeit in seinen basalen Abschnitten durchgehends, in höheren Ebenen nur in seiner hinteren Hälfte Endstation für markhaltige Fasern der oberen Kleinhirnstiele bezw. aus dem rothen Kern. Dasselbe gilt von den hinteren drei Vierteln des Globus pallidus vom Linsenkern.

Die zweifellos motorischen Leitungen der Centralwindungen, die Pyramidenbahnen, sind hier noch marklos. Insofern schon um diese Zeit von der Rinde centrifugale Erregungen ausgehen (Reflexbewegungen auf Reize der sensiblen Muskel-, Sehnennerven und dergleichen mehr), so können sie nur durch den Sehhügel, bezw. rothen Kern auf tiefere Centren bezw. motorische Nerven übertragen werden. Da die von Soltmann beim neugeborenen Thier gefundenen Punkte, deren Reizung zuerst mit Muskelzuckungen beantwortet wird, im Bereich dieser Leitungen liegen, so ist es wahrscheinlich, dass sich unter den hier bereits markhaltigen Theilen des Stabkranzes einzelne centrifugale Leitungen befinden; zum grossen Theil sind sie sicher sensibel. Denn einestheils tritt bei Zerstörung der betreffenden Region stets Hemianästhesie ein (Türk s. u.), anderntheils lehrt die anatomische Verfolgung der fraglichen Faserzüge ohne jeden Zweifel, dass sie mit sensiblen Nerven in Verbindung treten. In der Schleifenschicht finden die aus den hinteren Wurzeln hervorgegangenen Hinterstränge des Rückenmarkes eine Fortsetzung nach oben, und es gesellen sich diesen im verlängerten Mark Bahnen aus Trigeminus, Vestibularis und Vagus bei. Die oberen Kleinhirnstiele haben gleichfalls Verbindungen mit allen diesen sensiblen Nerven durch den Strickkörper des verlängerten Markes, die Rinde des Wurms und den Nucleus dentatus des Kleinhirns. Da, wo die Schleifenschicht in den Thalamus eintritt (hinter dem centre médian, an welches sie Fasern abgiebt), schliessen sich ihr überdies Fasern an, welche aus dem oberen Ende der Formatio reticularis austreten, so dass auch die hierin etwa enthaltenen centripetalen Leitungen (es gelangen zahlreiche Fasern aus sensiblen Nervenkernen in dieselbe hinein) sich den Schleifenfasern auf ihrem Verlauf zur Hirnrinde zugesellen würden. Ich habe diesen ganzen Complex sensibler Leitungen mit dem Namen „Haubenstrahlung“ belegt. (Archiv für Anatomie und Physiologie 1881. Anatom. Abth. S. 49 ff.

Ein kleiner Theil der Schleife (directe acustische Rindenbahn Held) gelangt vielleicht(!) nicht in die Körperfühlsphäre, sondern mitsammt einem Theil der oberen Kleinhirnstiele (oberhalb des rothen Kerns abgehend) in den Stabkranz anderer Sinnescentren (s. d.). Ein weiterer Theil der Schleife geht in den Linsenkern über (Fussschleife), ein vierter in den Luys'schen Körper und überall hin werden diese Schleifenbündel begleitet von viel mächtigeren Bündeln des rothen Kerns bezw. der oberen Kleinhirnstiele, welche speciell an den globus pallidus des Linsenkerns mächtige Faserbündel abgeben.

Etwas später als die sensiblen Bahnen der Centralwindungen werden die Pyramidenbahnen markhaltig, etwa mit neun Monaten. Sobald der gesammte Querschnitt dieses Bündels in der inneren Kapsel durchgehend Markscheiden erlangt hat, lässt auch der gesammte Lobulus paracentralis, die gesammte vordere Centralwindung und der hintere Theil der 1. Stirnwindung zahlreiche markhaltige Stabkranzbündel erkennen, so dass ganz besonders hier die Ursprünge der Pyramidenbahnen zu suchen sein dürften. Die Ursprünge dieser zweifellos in erster Linie zur Bewegung der Tastorgane (Hand, Arm, Fuss) dienenden Leitungen (vgl. Anm. 7) liegen also nicht allenthalben gleichmässig vermischt mit den Endausbreitungen der am Tasten beteiligten sensiblen Nerven; theils vermischen sich beide, theils liegen sie etwas gesondert, so dass auch nicht alle Theile der Centralwindungen in gleichem Maasse an Bewegungen Antheil haben.

Um ein Kurzes später erscheinen Stabkranzfasern markhaltig, welche vom vorderen Theil des lateralen Kerns des Thalamus und vom Globus pallidus zur Riechsphäre im Stirnlappen und zum Innenrand aller Längenabschnitte des Gyrus fornicatus gelangen. Alsbald gesellen sich auch vom Centre médian her Fasern zu, welche zum Theil wenigstens gegen den Fuss der Stirnwindungen ziehen. Auch der Stabkranz der Riechsphäre des Schläfenlappens und des Gyrus hippocampi wird jetzt in grösserer Ausdehnung markhaltig, im Wesentlichen Fasern, welche im Thalamus und Globus pallidus entspringen oder endigen. Im oberen Kleinhirnstiel wird alsbald auch der letzte Theil der Fasern (welche bis dahin noch marklos waren) markhaltig.

Im ersten Lebensmonat gesellen sich zu alledem Stabkranzbündel, welche zwischen den oberen Theilen der 3. Stirnwindung und dem Hauptkern (incl. vorderen Kern) des Thalamus verlaufen; später tritt Mark an Fasern hervor, welche die basalen Theile der 3. Stirnwindung, den hintersten Theil der 2. Stirnwindung und das mittlere Drittel des Gyrus fornicatus in seiner ganzen Breite in grösserer Menge versorgen. Zu allerletzt (1—2 Monate später) werden endlich mächtige Faserbündel markhaltig, welche zum Hirnschenkelfuss in Beziehung stehen (I braun Fig. 9) und dessen inneres Drittel ($^2/_4$) bilden, die frontale Grosshirnrinden-Brückenbahn (Flechsig), welche wenigstens zum grossen Theil im grossen Brückenganglion sich auflöst. Der Rindenursprung dieser Bündel ist noch nicht völlig erschöpfend festgestellt; aus einem genau untersuchten Fall von älterer totaler Erweichung des frontalen Associationscentrums erschliesse ich aber, dass diese Rindenregion nicht Antheil hat (wie schon Zacher früher hervorgehoben). Darnach müssen die Fasern der frontalen Grosshirnrinden-Brückenbahn ausschliesslich aus der Körperfühlsphäre hervorgehen, und sie degeneriren in der That regelmässig secundär, wenn die Gegend der 3. Stirnwindung, die unteren Theile der vorderen Centralwindung bezw. die hinteren Abschnitte der 2. und 1. Stirnwindung zerstört werden. Die frontale Grosshirnrinden-Brückenbahn ist also eine motorische Bahn der Körperfühlsphäre und zwar, wie es scheint, für diejenigen Muskelgruppen, welche nicht von der Pyramidenbahn versorgt werden, nämlich Rumpf-, Nacken- und Augenmuskeln, also hauptsächlich bilateral innervirte Muskelgebiete. Dass sich in ihrem gesammten Ursprungsgebiet in der Rinde auch sensible bezw. centripetal leitende Bahnen verzweigen, ist höchstwahrscheinlich, doch vermag ich ihre Herkunft im Einzelnen nicht näher anzugeben; sie sind in den oben geschilderten Stabkranzfasern des Thalamus und Linsenkerns enthalten, welche mit oberen Kleinhirnstielen, Schleife, Formatio reticularis zusammenhängen. Auf diese Weise können ausser den Hinter- und Seitensträngen des Rückenmarkes, in welchen Fortsetzungen aller sensiblen Wurzeln des Rückenmarkes enthalten sind, der Nervus vestibularis, der Trigeminus, der Vagus und Glossopharyngeus Beziehungen zu den vor den Centralwindungen gelegenen Theilen der Körperfühlsphäre gewinnen.

So ist es durchaus erklärlich, dass bei Unterbrechung des Stabkranzes der Körperfühlsphäre auf der Strecke zwischen hinterem und vorderem Ende des Thalamus, wie mir scheint, in der Regel eine complete Hemianästhesie beobachtet wird (Türk'sche Hemianästhesie), wobei auf der anderen Körperhälfte eventuell vollständig aufgehoben ist: der Tastsinn (Berührungsgefühl, Drucksinn) und Temperatursinn der Haut, einschliesslich der Sexualorgane, der sensiblen Schleimhäute in Auge, Mund, Nase und Ohr, alle Schmerzempfindungen daselbst, die den Lagevorstellungen zu Grunde liegenden Empfindungen der Muskeln, Sehnen, Gelenke, die electrocutane und electromusculäre Sensibilität. Patienten dieser Art können, wenn die Störung höchstgradig ist, kein Gewicht unterscheiden, die Lage ihrer Glieder ohne Zuhülfenahme der Augen nicht angeben etc. Hieraus geht deutlich hervor, dass die Rindenbezirke, in welchen diese Stabkranztheile enden, die Bezeichnung Körperfühlsphäre durchaus verdienen. Wenn in einzelnen Fällen Zerstörung einer ganzen Hemisphäre ohne gekreuzte Hemianästhesie verläuft, so ist dies kein stringenter Gegenbeweis, da vermuthlich jeder obere Kleinhirnstiel im Kleinhirn mit beiden Körperhälften in Verbindung tritt. Werden die Körperfühlsphären beiderseits zerstört oder functionsunfähig, so fällt die unmittelbare Empfindung bezw. das Sichfühlen des Körpers aus. Der Kranke sieht seinen Körper noch mit den Augen, vermag ihn aber nicht durch das Gefühl als zu seiner Person gehörig wahrzunehmen. Wird hier Auge und Ohr geschlossen, so tritt vollständige Bewusstlosigkeit ein. Durch vorzügliche Beobachter (Horsley u. A.) ist überdies festgestellt worden, dass auch bei partiellen Verletzungen der Centralwindungen des Menschen verloren gehen: die Wahrnehmung und die Localisation leiser Berührungen und die Vorstellung der Lage einzelner Glieder, z. B. des Daumens bei Zerstörung der mittleren Regionen, der grossen Zehe bei Zerstörung der oberen Abschnitte u. dgl. m.; hier liegen also Theilerscheinungen der Türk'schen Hemianästhesie vor. Indem hierbei die Schmerzempfindungen keineswegs gleichzeitig verloren gehen, müssen letztere an andere Regionen der Körperfühlsphäre gebunden sein als die Tastempfindungen und hier würde nach den experimentellen Erfahrungen in erster Linie an den Gyrus fornicatus zu denken sein, welcher grösstentheils zur Körperfühlsphäre gehört; zum Theil dient derselbe indess vermuthlich andersartigen Empfindungen bezw. Gefühlen (s. u.). — Über den Bezirk, durch dessen Zerstörung motorische Aphasie entsteht, finden sich Anm. 6 nähere Angaben. —

Die Centralwindungen der Körperfühlsphäre zeichnen sich durch das Vorkommen enorm grosser, an gut gefärbten Präparaten schon mit blossem Auge sichtbarer Ganglienzellen (Riesenpyramiden) aus, welche an keiner anderen Stelle der Rinde in ähnlicher Anordnung wiederkehren. Dieselben zeigen mannigfaltige Analogien mit den grossen Zellen der Vorderhörner des Rückenmarkes und dienen den Pyramidenbahnen, welche die längsten Fasern (bis ca. $^1/_2$ Meter) des centralen Nervensystems enthalten, zum Ursprung. Auch die vorderen Abschnitte der Körperfühlsphäre sind reicher an grossen pyramidenförmig gestalteten Zellen als alle anderen Rindenbezirke; insbesondere die hintere Hälfte der 1. Stirnwindung lässt ganze Schichten grosser Zellen erkennen, aus welchen höchst wahrscheinlich Fasern der frontalen Grosshirnrinden-Brückenbahn hervorgehen. — Der Gyrus fornicatus zeigt in seiner ganzen vorderen Hälfte sehr grosse spindelförmige Zellen, wie sie nirgends in der Hirnrinde wiederkehren. Insofern insbesondere die chemischen Sinne (Gesicht und Geruch) durch specifischen Bau (s. u.) ihrer Rindensphäre sich auszeichnen (weniger die mechanischen wie Tast- und Hörsinn), liegt es nahe, die vordere Hälfte des Gyrus fornicatus gleichfalls zu irgend einem chemischen Sinn (Geschmack, sinnliche Triebe?) in Verbindung zu bringen. Doch lässt sich Sicheres vorläufig nicht angeben. Zweifellos ist der Geschmack, desgleichen auch der Geruch, soweit er durch den Trigeminus vermittelt wird, an die Körperfühlsphäre gebunden, da sie bei der Türk'schen Hemianästhesie leiden.

Auch die Wollustgefühle, soweit sie durch die Haut und Schleimhaut der äusseren Geschlechtsorgane vermittelt werden, sind in der Körperfühlsphäre localisirt; denn auch diese Theile der Körperoberfläche werden unempfindlich bei Zerstörung des Stabkranzes der Körperfühlsphäre. Fraglich bleibt indess, ob auch der Geschlechtstrieb, welcher von den inneren Sexualorganen, insbesondere den Geschlechtsdrüsen abhängt, und der Hunger in der Körperfühlsphäre repräsentirt sind. Der Durst, soweit er vom Trigeminus und Glossopharyngeus zum Bewusstsein gebracht wird, dürfte mit Sicherheit als eine Function dieser Sphäre anzusehen sein, da nach Zerstörung des Stabkranzes die gesammte Mund- und Rachenschleimhaut der anderen Seite völlig unempfindlich wird.

Hiernach ist es höchst wahrscheinlich, dass in der Körperfühlsphäre auch die sinnlichen Triebe wenigstens soweit zum Bewusstsein kommen, als sie durch besondere sensible Nerven repräsentirt werden (localisirte bezw. specifische Durst-, Wollustgefühle etc.).

Ausser der Körperfühlsphäre könnte hierbei nur noch der Gyrus hippocampi in Betracht gezogen werden; doch sind sichere Angaben nicht zu machen. Der Stabkranz der Körperfühlsphäre und des Gyrus hippocampi berühren sich innig im unteren hinteren Theil der inneren Kapsel (Carrefour sensitif Charcot, Fig. 9 rechts). In mehreren Fällen, wo Aufhebung des Muskelsinnes, der Lagevorstellungen im Anschluss an Erweichungsherde des Gyrus hippocampi beschrieben werden, ist dieser Theil der inneren Kapsel miterkrankt und somit der Verdacht gerechtfertigt, dass thatsächlich die Zerstörung des Stabkranzes der Körperfühlsphäre, nicht aber des Gyrus hippocampi die eigentliche Ursache jener Symptome bildete. Nur Fälle, wo der Gyrus hippocampi selbst und zwar ausschliesslich zerstört ist, können sichere Aufschlüsse gewähren.

Die Körperfühlsphäre hat auch zum Athmungsapparat nahe Beziehungen, da electrische Reizung gewisser Punkte derselben am Thier Beschleunigung bezw. Verlangsamung der Respirationsbewegungen zur Folge hat. Desgleichen bewirkt Reizung der Gegend der Centralwindungen Circulationsveränderungen in den Extremitäten etc. der anderen Seite und entsprechende Wärmeschwankungen. Die Bahnen für diese vasomotorischen Einwirkungen verlaufen beim Menschen in der inneren Kapsel (hinteres Drittel Nothnagel) mit dem Stabkranz der Centralwindungen. Diese klinischen und experimentellen Erfahrungen weisen darauf hin, dass auch die Erscheinungen am Circulations- und Respirationsapparat, welche man als körperliche Rückwirkungen der Gemüthsbewegungen bezeichnet, von der Körperfühlsphäre ausgehen. Wir dürfen nach allgemeinen Erfahrungen hieraus schliessen, dass in der Körperfühlsphäre auch die Gefühle zum Bewusstsein kommen, welche durch diese körperlichen Rückwirkungen entstehen und einen steigernden Einfluss auf die Affecte ausüben. Hiernach erscheint also die Körperfühlsphäre überhaupt als ein Centralherd der Affecte und Ausgangspunkt der Associationen zwischen Affect-Gefühlen und andersartigen Vorstellungen — ein für die psychiatrische Diagnostik äussert wichtiger Gesichtspunkt.

Die Körperfühlsphäre und speciell auch die Tastsphäre des Menschen ist weit umfänglicher als die der höchsten Affen; der Mensch ist also schon in Bezug auf diese Sinnessphäre den Thieren überlegen. Insbesondere ist der vorderste basale Theil, die 3. Stirnwindung, beim Menschen ganz unverhältnissmässig viel grösser (vgl. oben Text S. 22).

Meynert, dessen Anschauungen über die Gliederung des Grosshirns in einen vorderen motorischen und hinteren sensiblen Theil sich auf eine Fülle von falschen Voraussetzungen und Missverständnissen, zum Theil gröbster Art stützen, hat in durchaus willkürlicher Weise die Türk'sche Hemianästhesie auf eine Unterbrechung meiner „temporalen Grosshirnrinden-Brückenbahn" bezogen und die letztere deshalb auch Türk'sche Bündel genannt. Es handelt sich hier um ein wahres Labyrinth von Irrthümern.

b) Riechsphäre und Gyrus hippocampi.

Der Stabkranztheil der Riechleitung, der Tractus olfactorius erhält, wie ich aus meinen neuesten Befunden schliessen muss, beim Menschen erst nach den sensiblen Leitungen der Centralwindungen Mark — und es entspricht dem auch die Thatsache, dass die hinteren Wurzeln des Rückenmarkes sich früher entwickeln als die Fasern des Nervus olfactorius. Die Bündel der Riechstreifen enden zum kleineren Theil im Stirnhirn — theils im Tuber olfactorium, theils nach innen vorn in der inneren Riechwindung und im basalen Anfangsstück des Gyrus fornicatus, welches einen besonderen, durch das Vorkommen nur einer Ganglienzellenschicht (meist Spindelzellen) charakterisirten Bau besitzt. Über diese Faserzüge, welche beim Menschen sehr spärlich sind, habe ich zuverlässige Befunde noch nicht sammeln können; sie scheinen, wie auch Fasern zur Substantia perforata anterior, theilweise sich erst später zu entwickeln als die sogleich zu beschreibenden — und es ist deshalb schwer, ihre Gesammtmenge genau festzustellen. Der Haupttheil des Riechstreifens (laterale Wurzel) zieht zur Berührungsstelle der Insel mit der Hakenwindung, giebt auf dem Wege dahin einzelne Fasern an die äussere Riechwindung des Stirnlappens ab und endet nach einer knieförmigen Umbiegung in einem eigenthümlich gebauten Rindengebiet der Hakenwindung, welches sich insbesondere durch eine Körnerschicht unmittelbar unter der zellenarmen obersten Schicht auszeichnet, welche mit der Kernschicht der Fascia dentata bezw. des Ammonshorns im Bau durchaus übereinstimmt und auch continuirlich mit derselben zusammenhängt. Wie gross die Riechsphäre des Gyrus uncinatus ist, vermag ich noch nicht genau anzugeben. Sie liegt dem Mandelkern (Fig. 6 *M*) dicht nach vorn an und ist mit ihm durch zahlreiche Fasern verbunden. Mächtige in dieser Riechsphäre entspringende Bündel ziehen nach rückwärts zum Ammonshorn und zur Fascia dentata (im Querschnitt dargestellt auf Fig. 2 bei *H*), insofern dieselben zwischen verschiedenen Rindenbezirken verlaufen, kann man sie nicht als Stabkranz- (Projections-) Fasern ansehen, sondern muss sie zum Associationssystem rechnen. Sie zeichnen sich aber vor den meisten übrigen Associationssystemen durch ihre ungemein frühzeitige Reife aus und werden in dieser Hinsicht nur übertroffen von Faserzügen, welche vom vorderen Theil der Riechsphäre ausgehen, insbesondere auch von der Gegend der Substantia perforata anterior, und theils über den Balken hinweg (Lancisi'sche Streifen), theils im Mark des Septum pellucidum (Fornix longus) nach hinten ziehen und von hinten oben her in den Gyrus hippocampi eintreten. Beide Faserzüge durchflechten sich im Subiculum cornu Ammonis bezw. an dessen Grenze gegen den Alveus (vgl. Fig. 2 *H*). Hiernach ist der Gyrus hippocampi auf das vielfältigste mit der Riechsphäre verbunden; es bleibt aber doch fraglich, ob er selbst an den Geruchsempfindungen betheiligt ist. Der laterale Lancisi'sche Streifen, welcher nur bis etwa in die Gegend der Körperfühlsphäre zu verfolgen ist, entsteht früher als der mediale und der Fornix longus — alle die hier erwähnten Bündel des Gyrus hippocampi aber gehören (wie das Cingulum) zu den Associationssystemen, welche („Projections"-) Sinnescentren unter einander verbinden, in der Thierreihe besonders früh auftreten, sich durch alle Säugethierhirne hindurch nachweisen lassen und sich hierdurch ganz wesentlich von den Associationssystemen unterscheiden, welche Associationscentren unter einander verknüpfen und nur solchen Thieren zukommen, bei welchen diese Centren sich deutlich sondern.

Was den Stabkranz der Riechsphäre anlangt, so entwickeln sich zunächst Faserzüge, welche in den Globus pallidus des Linsenkerns eintreten, sowohl von der frontalen (*r* Fig. 3) als der temporalen (× Fig. 6) Riechrinde her. Später treten markhaltige Bündel auf, welche zum Thalamus opticus ziehen und theils durch den vorderen Schenkel der inneren Kapsel (η Fig. 9 blau) verlaufen, theils von der Gegend des Mandelkerns her, an der Aussenseite des Unterhorns entlang ziehend (vgl. Fig. 2, direct bezeichnet), mit den Fasern der Sehstrahlung vereinigt unten aussen in den Sehhügel eintreten; letztere entwickeln sich meist früher als erstere.

Aus der Substantia perforata anterior, welche man gemeinhin als dem Spatium olfactorium der Thiere entsprechend betrachtet, gehen mehrere Faserzüge hervor, welche sich auch beim Menschen durch frühe Entwickelung auszeichnen. Mit den bereits früher erwähnten Associationssystemen zum Gyrus hippocampi, ja zum Theil schon vorher, wird ein Faserzug markhaltig, welcher an der Innenseite des Thalamus zur Taenia desselben emporsteigt (*a* Fig. 1), nach hinten zum Ganglion habenulae gelangt und hier theils endet, theils durch die Zirbelstiele mit dem vorderen Vierhügel in Verbindung tritt. Insofern in letzterem ein Reflexcentrum für die Bewegungen des Kopfes enthalten ist, vermittelt das fragliche Bündel vielleicht von der Riechschleimhaut aus reflectorische Bewegungen des Kopfes, wie sie beim Schnüffeln ausgeführt werden. —

Der Gyrus hippocampi steht nach dem Bemerkten mit der Riechsphäre in reicher associativer Verbindung; indess ist es durchaus unwahrscheinlich, dass hiermit seine Bedeutung erschöpft ist. Es lassen sich an ihm noch eine Anzahl Stabkranzbündel nachweisen, deren Bedeutung zum Theil freilich durchaus unbekannt ist, in erster Linie der Fornix. Indem derselbe sich einige Zeit vor dem Vicq d'Azyr'schen Bündel mit Mark umhüllt, lässt sich am Kind nachweisen, dass die Fasern des Fornix, welche zum Corpus mammillare verlaufen (ausgenommen etwa Collateralen), sämmtlich im medialen Ganglion enden. Indem durch Kölliker nachgewiesen ist, dass die Fasern des Vicq d'Azyr'schen Bündels in dem vorderen Kern des Sehhügels sich in Endbäumchen auflösen, ist höchst wahrscheinlich im Fornix eine Leitung gegeben, welche den vorderen Kern des Sehhügels dem Einfluss des Gyrus hippocampi unterwirft. Das Haubenbündel des Corpus mammillare ist beim Menschen so dürftig entwickelt, dass es keineswegs als Fortsetzung des Fornix und Vicq d'Azyr'schen Bündels nach dem Hirnschenkel zu angesehen werden kann. Die diesbezüglichen Angaben Gudden's entbehren durchaus der Beweiskraft. Wohl aber gelangt aus dem lateralen Kern des Corpus mammillare ein Bündel in das centrale Höhlengrau (Ganglion, dorsale Tegmenti, **Kölliker**), welches Geruchsreize auf diese graue Masse und dadurch auf die Oblongata mit ihren Nervenkernen und automatischen Centren übertragen könnte.

Ausserdem besitzt der Gyrus hippocampi aber noch Stabkranzbündel, welche, wie bereits erwähnt, sich in Sehhügel und Linsenkern mit dem oberen Kleinhirnstiel und der Schleife berühren, so dass hier sogar Fortsetzungen des Glossopharyngeus, Vagus, Trigeminus etc. etc. in Betracht gezogen werden müssen. Beziehungen des Gyrus hippocampi zu Sinnesnerven, eventuell auch zu Trieben (Hungergefühl?) lassen sich so anatomisch nicht entschieden abweisen. — Bezüglich des Muskelsinns verweise ich auf die Bemerkungen bei der Körperfühlsphäre.

In der Substantia innominata (perforata anterior, vgl. × Fig. 6) kommen neben den Fasern aus Linsenkern und Sehhügel noch so zahlreiche Faserzüge zusammen, dass man hier **einen wichtigen Centralpunkt** zu suchen hat. Insbesondere gelangen Fasern hierher aus der 1. Schläfenwindung (Hörsphäre), der 3. Stirnwindung (motorisches Sprachcentrum) und aus der Körperfühlsphäre, **vielleicht** auch aus der Sehsphäre. Diese Faserzüge laufen zum Teil durch grosse Abschnitte der äusseren Kapsel hindurch, bevor sie zur Substantia innominata gelangen. Auch Faserzüge aus Associationscentren gelangen hierher, insbesondere aus dem Gyrus rectus des Stirnlappens.

c) **Sehsphäre.**

Ich bezeichne hiermit das gesammte Rindengebiet, in welchem sich die Fasern der Sehstrahlung **Gratiolet's** (vgl. Figg. 8 u. 9) verlieren. Insofern die letztere mindestens um das Fünffache mehr Fasern führt als der Sehnerv, sind in ihr auch Leitungen gegeben, welche mit der Wahrnehmung optischer Reize nichts zu thun haben. Die Untersuchung von Neugeborenen lehrt, dass der Sehnerv erst gegen eine Körperlänge von ca. 50 cm hin regelmässig Markscheiden zeigt, sofern nicht durch vorzeitige Geburt die Entwickelung beschleunigt wird. Erst nachdem der Tractus opticus bis zu den primären Centren markhaltig geworden ist, wird die Sehstrahlung markhaltig. Bei dem oben Anm. 18 erwähnten Kind, dessen Sehnerv nur in den centralen, der Macula lutea entsprechenden Theilen wohlausgebildete Markscheiden zeigte, liessen sich diese markhaltigen Fasern nur in den äusseren Kniehöcker verfolgen. Handelt es sich hier um einen allgemein gültigen Befund, so steht die **Macula lutea nur mit dem äusseren Kniehöcker in directer leitender Verbindung**, nicht aber mit dem **vorderen Vierhügel und Sehhügel, welche direct nur mit den peripheren Theilen der Netzhaut zusammenhängen** würden, indirect (durch Vermittelung des äusseren Kniehöckers) vielleicht auch mit der Macula lutea — ein Verhalten, welches für die Erklärung wichtiger pathologischer Erscheinungen vom grössten Interesse sein würde. Aus dem äusseren Kniehöcker geht (neben Faserzügen zum vorderen Vierhügel) ein starkes Bündel hervor, welches von der hinteren, äusseren und oberen Fläche austretend einen Fächer bildet, welcher sich nach hinten bis an die Ventrikelwand, nach oben fast bis zum oberen Sehhügelrand erstreckt und zum Theil unter steilen Biegungen in die Sehstrahlung übergeht. Da vor diesem Bündel, welches ich Strahlung des äusseren Kniehöckers nennen will, nur wenige zum Sehhügel (Pulvinar — Linsenkern?) in Beziehung stehende Theile der Sehstrahlung Mark erhalten, so gelingt es, die Ausbreitung der Fasern des äusseren Kniehöckers in der Sehsphäre genau zu verfolgen — und hierbei ergiebt sich, dass die Kniehöckerfasern ausschliesslich in der Wand der Fissura calcarina enden. Hier ist also die zur Macula lutea gehörige Rindenregion zu suchen. Im übrigen Theil der Sehsphäre enden die Fasern der Sehstrahlung, welche mit dem Sehhügel zusammenhängen und wahrscheinlich auch Faserbündel, welche ich bei Kindern von etwa einer Woche Lebensdauer vom vorderen Vierhügel aus durch den Thalamus hindurch in die Sehstrahlung verfolgen konnte. Insofern im Sehhügel, wie wiederholt bemerkt, sich Theile der oberen Kleinhirnstiele und Schleife verzweigen, könnte man daran denken, dass der Sehsphäre auch Körpergefühle aus Muskeln, Sehnen etc. zugeführt werden; indess spricht die klinische Beobachtung überwiegend dagegen, da selbst in Fällen von totaler Zerstörung einer Sehsphäre ausser den Sehstörungen anderweitige sensible Störungen nicht beobachtet worden sind. Man wird demgemäss die zwischen Sehsphäre und Sehhügel bezw. vorderem Vierhügel verlaufenden Bündel (grün Fig. 9) eher zu gewissen Bewegungsimpulsen in Beziehung zu bringen haben, welche von der Sehsphäre ausgehen (Einfluss von Gesichtseindrücken auf Körperbewegungen, Bewegungen insbesondere des Kopfes, der Augen). Auch ist es nicht undenkbar, dass der Sehhügel durch seinen Hauptkern Erregungen, welche von der Sehsphäre ausgehen, auf motorische Centren anderer Sinnessphären, z. B. der Körperfühlsphäre überträgt. Sind doch in letzterer Gebiete vorhanden (wohl im Fuss der 2. Stirnwindung beim Menschen), deren Erregung conjugirte Augenbewegungen auslöst, die wohl in der Regel (abgesehen von den rein willkürlichen, d. h. lediglich durch Erinnerungsbilder ausgelösten) durch die Sehsphäre beeinflusst werden (vgl. auf dem Schema Fig. 9, wie in der Gegend von *T* Fasern aus der Sehsphäre — grün — und der Körperfühlsphäre — gelb — nahe an einander kommen). Findet thatsächlich eine solche gegenseitige Beeinflussung der Sinnescentren durch Vermittelung des Thalamus-Hauptkernes statt, dann gehört letzterer nicht ausschliesslich zu den niederen Hirntheilen — und so erklärt sich die oben Anm. 4 gemachte Reservation.

Die Sehsphäre zeigt im Bereich der Strahlung des äusseren Kniehöckers einen besonderen, nirgends wieder in der Hirnrinde vorkommenden Bau, welcher schon makroskopisch durch den Vicq d'Azyr'schen Streifen angedeutet wird. Es treten hier Körnerschichten auf, deren Elemente mit denen der Netzhaut theilweise Ähnlichkeit haben. Auch lässt die Schichtenbildung der Rinde im Ganzen eine gewisse Ähnlichkeit mit der Schichtenbildung in der Netzhaut erkennen. Indem sich so nachweisen lässt, dass die zu der schichtenreichsten, d. h. siebenschichtigen Nerven-Endausbreitung in Beziehung stehende Sehsphäre das schichtenreichste von allen Rindengebieten ist (Meynert zählt hier acht Schichten), während umgekehrt zu dem einschichtigen Riechepithel die schichtenärmsten Rindenstellen) mit nur einer Ganglienzellen-Schicht) gehören — liegt die Vermuthung nahe, dass die specifische Energie der Sinnesnerven sowohl durch ein specifisch gebautes peripheres wie centrales Endorgan bedingt wird — woraus auch folgen würde, dass die specifischen Empfindungsqualitäten jedes einzelnen Sinnes nur durch seine Rindensphäre vermittelt werden und irgend eine Substitution, eine Stellvertretung in dieser Hinsicht unmöglich ist. — Der untere Rand der Sehsphäre im Gyrus lingualis zeigt eine Schicht grosser Zellen, welche denen des Ammonshorns gleichen; der obere Rand an der Fissura occipito-perpendicularis unterscheidet sich in nichts von der Structur der Scheitellappen-Rinde, gehört somit vielleicht schon zum parietalen Associationscentrum.

Bei Kindern, welche einige Wochen gelebt haben, beginnen Fasern in der Sehsphäre markhaltig zu werden, welche sich in den Balkenwulst verfolgen lassen. Die Markumhüllung pflanzt sich zunächst bis in die Nähe der Mittellinie, später erst über diese hinaus in die andere Hemisphäre fort. Es ergiebt sich hierbei, dass die aus der linken Sehsphäre kommenden Fasern sich rechts meist in unmittelbarer Nachbarschaft der Sehsphäre verbreiten, wohin überall auch zahlreiche Associationsfasern von der rechten Sehsphäre gelangen. In diesen Gebieten stossen also Fasern, welche zu beiden Sehsphären in Beziehung stehen, zusammen (vgl. × × Fig. 9 links). — Der zur Sehsphäre gehörige Theil des Balkens entwickelt sich beträchtlich früher als der davor liegende, zum hinteren grossen Associationscentrum in Beziehung stehende Theil des Balkenkörpers. — Associationsfasern, welche die Sehsphäre direct mit anderen Sinnessphären verbinden, habe ich nicht mit aller

Sicherheit nachweisen können. Dass in der Sehstrahlung zahlreiche solche Fasern verlaufen, halte ich für unerwiesen; bei einmonatlichen Kindern, deren Sehstrahlung durchaus markhaltig ist, sind aus der Sehstrahlung heraus Fasern z. B. in die Hörsphäre nicht in irgend beachtenswerther Menge zu verfolgen; nur zum Cingulum schickt die Sehsphäre wie es scheint ein schmales Faserblatt, welches sehr frühzeitig sich mit Mark umhüllt und gegen die Körperfühlsphäre verläuft.

d) Hörsphäre.

Während man bisher die Hörsphäre in dem aussen freiliegenden Theil der ersten Schläfenwindung vermuthete, ohne zwingende Beweise hierfür zu haben und die Sphäre genauer umgrenzen zu können, zeigt die Untersuchung neugeborener bezw. sehr junger Kinder, dass auch die in der Tiefe der Fossa Sylvii liegenden Querwindungen des Schläfenlappens, insbesondere die vordere, Endstationen des Schneckennerven enthalten. Da diese Querwindungen gewissermaassen die Wurzeln der 1. Schläfenwindung darstellen und ohne jede scharfe Grenze in letztere übergehen, so hat man zweifellos bereits früher die Sachlage im Wesentlichen richtig beurtheilt.

Um die Entwickelungsgeschichte für die Frage zu verwerthen, bin ich nach folgenden Principien verfahren. Es ist sicher ein allgemein gültiges Gesetz, dass im Stabkranz aller Hirnlappen zunächst die Sinnesleitungen markhaltig werden. Es war demgemäss, da man an der Localisation des Gehörs im Schläfenlappen schon lange nicht mehr zweifelte, einfach festzustellen, welche Theile der Rinde des Schläfenlappens zuerst einen markhaltigen Stabkranz zeigen. Obwohl ich nun bereits seit geraumer Zeit wusste, dass diese Theile der 1. Schläfenwindung angehören, vermochte ich den Gesammtumfang nicht eher festzustellen, als nachdem es gelungen war, lückenlose Sagittalschnittreihen herzustellen. Hier ergab sich nun bei einem im 2. Lebensmonat verstorbenen Kind das Fig. 5 dargestellte Bild. Die vordere Querwindung der 1. Schläfenwindung hebt sich durch ihren Reichthum an markhaltigen Fasern deutlich von allen anderen Bezirken des Schläfenlappens ab. Sucht man den Umfang dieses markreichen Gebietes schärfer zu umgrenzen, so verliert sich dasselbe nach vorn und rückwärts so, dass das vordere Drittel und hinterste Fünftel der 1. Schläfenwindung ausserhalb bleiben. — Die Verfolgung der acustischen Leitung bis zur Hörsphäre ist insofern mit mehr Schwierigkeiten verbunden als bei den Leitungen der übrigen Sinne, als jene im Stabkranz nicht in einer Ebene verlaufen, sondern sich — in Folge der Ausbuchtungen der Fossa Sylvii — vielfach krümmen. Trotzdem lassen lückenlose Horizontalschnitt- und Sagittalschnitt-Reihen die Bahn deutlich erkennen. Die Faserbündel der Bindearme des unteren Vierhügels, in welchen zweifellos die Fortsetzungen des Schneckennerven gegeben sind, verlieren sich theils in den inneren Kniehöcker, wo sie sich auffasern, theils laufen sie unmittelbar neben diesem vorbei. Den letzteren gesellen sich die Fasern zu, welche aus dem inneren Kniehöcker austreten, und beide ziehen hinter und unter dem Sehhügel zur inneren Kapsel, durchqueren dieselbe und gehen dann in zwei Bündel getrennt, zu den Querwindungen des Schläfenlappens. Das eine steigt in der Nähe der äusseren Kapsel empor und gelangt von hinten oben in die Hörsphäre (Fig. 9 I), das zweite verläuft eine Strecke weit mit der Sehstrahlung (Fig. 9 II) und steigt, die Fossa Sylvii von hinten-unten umgreifend, im Schläfenlappen selbst dicht neben der 2. und 3. Windung zu Querwindungen empor.

Mit diesen Ergebnissen der Entwickelungsgeschichte stimmen die pathologischen Beobachtungen durchaus überein; in den wenigen Fällen von Taubheit in Folge Zerstörung ausschliesslich der Grosshirnlappen war ausnahmslos die Gegend der Querwindungen doppelseitig zerstört und ich verfüge über eine eigene Beobachtung, wo durch doppelseitige Zerstörung der Markregionen, in welche ich die Hörleitungen verlege, totale Taubheit eingetreten war.

Dass einseitige Erkrankung der Hörsphären nicht complete Taubheit des gegenüberliegenden Ohres erzeugen kann, geht schon aus den von mir, von Bechterew und Held festgestellten Verlaufsverhältnissen des Schneckennerven hervor, welcher sich wiederholt partiell kreuzt (in der Brücke wie im hinteren Vierhügel).

Ob der Nervus vestibularis zu der Hörsphäre Beziehungen hat, vermag ich nicht sicher anzugeben. Da sich seine Fortsetzungen zur Hirnrinde nur in Schleife und oberen Kleinhirnstielen suchen lassen und letztere vielfach mit dem Thalamus sich verbinden, so könnten wohl die spärlichen Thalamusfasern, welche zur Hörsphäre gelangen, die Verbindung vermitteln; directe Verbindungen lassen sich nicht nachweisen. Sollte der Vestibularnerv überhaupt nicht in der Hörsphäre vertreten sein, so müsste für diesen eine besondere zweite Hörsphäre angenommen werden, die nur in der Körperfühlsphäre (vorn?), oder im Gyrus hippocampi gesucht werden könnte.

Die Rinde der Hörsphäre zeigt einen besonderen Bau, insofern als die Zahl der Schichten hier grösser ist als an irgend einem anderen Ort, die Sehsphäre ausgenommen. Man kann sechs Schichten zählen, darunter einige an markhaltigen Horizontalfasern so reiche Schichten, dass wenigstens an manchen Gehirnen die Hörsphäre einen Vicq d'Azyr'-

schen Streifen zeigt, ähnlich der Sehsphäre. Ueberdies finden sich daselbst auch eigenartige Zellformen mit cylindrisch gestaltetem Körper und zahlreiche grosse Pyramidenzellen.

Aus der Gegend der Hörsphäre geht ein Stabkranzbündel hervor (*II.* braun Fig. 9), welches ich als temporale Grosshirnrinden-Brückenbahn bezeichnet habe, da es ohne Unterbrechung von der Hirnrinde zum grossen Brückenganglion verläuft und zwar auf dem Weg des Hirnschenkelfusses, dessen äusserstes Viertel es bildet. Ich vermag seinen Ursprungsbezirke nicht genau zu umgrenzen; meist lassen sich die Fasern in die 1. Schläfenwindung verfolgen; sollten sie zum Theil ausserhalb derselben aus der Rinde hervorgehen, so würde der Umfang des zur Hörsphäre gehörigen Projectionsfeldes grösser sein, als Fig. 7 ihn zeigt. Vermuthlich handelt es sich um eine motorische Bahn, welche aus den grossen Pyramidenzellen der Hörsphäre entspringt und Erregungszustände der Hörsphäre auf die Bewegungsapparate der Ohren (Kopfdreher, Rumpfdreher) überträgt. — Mit dem Linsenkern könnte die Hörsphäre verbunden sein durch Vermittelung von Fasern, welche zur Substantia innominata ziehen; die Fasern zum Thalamus sind auffallend spärlich.

Man ersieht ohne Weiteres aus Fig. 7 und 8, dass die einzelnen Sinnessphären verschieden gross sind; die Körperfühlsphäre insbesondere übertrifft beim Menschen (und dies ist charakteristisch für sein Gehirn) alle anderen zusammen an Ausdehnung. Offenbar liegt hier ein bestimmtes Gesetz zu Grunde, welches vielleicht so formulirt werden kann, dass die Flächenausdehnung variirt parallel dem Querschnitt (Faserzahl) der zugehörigen peripheren Nerven. Denn zweifellos haben die Tastnerven, Sehnennerven u. s. w. einen beträchtlich grösseren Querschnitt, als der Opticus, dieser einen grösseren als der Acusticus. Vielleicht kommen nur dem Menschen umfängliche Tastleitungen zu, welche vom verlängerten Mark ohne Unterbrechung durch Thalamuszellen direct in die Hirnrinde gelangen. Dass der Mensch solche relativ directe Leitungen besitzt, muss ich allen Einwänden gegenüber mit Entschiedenheit betonen. In der Säugethierreihe sind die Proportionen bekanntlich vielfach wechselnd, indem bei zahlreichen Ordnungen die Riechrinde ganz erheblich alle anderen an Ausdehnung übertrifft, während bei manchen niederen katarhinen Affen die Sehsphäre ungemein stark entwickelt ist. — Man kann in jeder Sinnessphäre Gebiete unterscheiden, welche zweifellos zahlreiche Endigungen der betreffenden Sinnesleitung enthalten und solche, in welchen letztere spärlicher sind; ich habe diese Gliederung auf Fig. 7

und 8 besonders markirt, wo die ersteren durch dichtere Stellung der rothen Punkte hervorgehoben sind. Charakteristisch für die Lage der Sinnessphären ist, dass sie ausnahmslos um Hauptfurchen herumgelagert sind: die Sehsphäre um die Fissura calcarina, die Tastsphäre um die Rolando'sche (Central-)Furche, die Hörsphäre in der Wand der Fossa Sylvii, desgleichen auch die Riechsphäre (vergl. Fig. 6, direct bezeichnet). Es handelt sich hier kaum um zufällige Verhältnisse; bei der Tast- und Sehsphäre, welche überraschend ähnliche Anordnungen zeigen (man vergl. Fig. 5 Tastsphäre und Fig. 3 Sehsphäre), dient die einschneidende Furche zweifellos zur Vergrösserung des Gebietes und ermöglicht die Nebeneinanderlagerung der centralen Endigungen aller Einzelsinnesleitungen in eine continuirliche Fläche, welche man zweifellos als Correlat der äusseren Sinnesfläche aufzufassen hat.

Der Umfang der Sinnescentren lässt sich nach Abschluss der Markscheidenbildung (Ende des 10. Monats?) nicht mehr feststellen, ausser mit Hülfe der secundären Degenerationen. Am normalen Gehirn lassen sich Balkenfasern und Projectionsfasern nicht mehr unterscheiden. Wenn man trotzdem behauptet hat, am erwachsenen Gehirn lasse sich nachweisen, dass jeder Rindenabschnitt mit Projectionsfasern ausgestattet sei, so beweist dies nur die Unfähigkeit der betreffenden Autoren zur Lösung hirnanatomischer Fragen.

Was die motorischen Bahnen der einzelnen Sinnessphären anlangt, so könnte man aus den klinischen Erfahrungen zu schliessen geneigt sein, dass solche in Wirklichkeit nur der Körperfühlsphäre zukommen, da man bekanntlich auf Grund der Beobachtungen am kranken Menschen als motorische Sphäre (Zone motrice Charcot) ausschliesslich die Centralwindungen bezeichnet hat. Indess dienen dieselben nachweisslich nur den motorischen Leitungen für die Extremitäten, Gesichts- und Zungenmuskeln zum Ursprung. Diese Muskelgruppen scheinen ja in der That von der Seh- und Hörsphäre aus nicht in Action gesetzt zu werden. Anders steht es aber mit den Kopf- und Augenbewegungen, welche wohl auch von der Seh- und Hörsphäre aus angeregt werden können, so dass für sie mindestens drei motorische Zonen in der Grosshirnrinde existiren. Die Verfolgung dieses Gesichtspunktes erscheint mir im höchsten Grad wichtig für die Umgrenzung dessen, was man passive und active Aufmerksamkeit nennt. Jedenfalls gibt es nicht nur eine motorische Zone. Die „Zone motrice" Charcot's, einschliesslich des übrigen Theils der Körperfühlsphäre verdient nur die Bezeichnung einer „Hauptzone für die Bewegungsimpulse".

Die von Meynert als fundamental bezeichnete und ausgiebig verwerthete Thatsache, dass im Grosshirnschenkel der Fuss im Verhältniss zur Haube bei den höchststehenden Säugern am mächtigsten entwickelt ist, muss offenbar dahin gedeutet werden, dass hier die corticalen Sinnescentren mit besonders zahlreichen motorischen Einzelleitungen ausgestattet sind. Hierdurch wächst die Zahl der durch Vorstellungen auslösbaren Bewegungsformen und in Folge dessen auch die Verwerthbarkeit der Sinnesorgane zur Erfassung der Aussenwelt ganz erheblich. Zu den „geistigen“ Gebieten der Grosshirnrinde hat der Grosshirnschenkelfuss ausgiebigere directe Beziehungen nicht.

II. Associationscentren.

In der ersten Ausgabe dieser Rede habe ich noch vier Associationscentren unterschieden, weil ich das breite Zusammenfliessen des parietalen und temporalen Centrums an der Aussenseite des Gehirns nicht hinreichend gewürdigt habe. Es erscheint mir zweckmässiger diese Gebiete, welche offenbar sowohl anatomisch als funktionell innig zusammenhängen, zusammenzufassen. Hierdurch wird auch die Übersicht über den Gesammtplan des Grosshirns wesentlich gefördert, wie aus dem folgenden hinreichend hervorgehen dürfte.

a) Das hintere grosse Associationscentrum.

Dieses mächtige Gebiet, welches bei geistig hochstehenden Menschen (vgl. u.) fast die Hälfte des gesammten Grosshirns ausmacht, bei geistig tiefstehenden gelegentlich erheblich kleiner gefunden wird, umfasst den Präcuneus, die gesammten Scheitelwindungen, Theile des Gyrus lingualis, die Spindelwindung, die 2. und 3. Schläfenwindung mit Einschluss des Polus temporalis, die vorderen auf der Aussenfläche des Gehirns gelegenen Abschnitte aller drei Occipitalwindungen. Im Präcuneus finden sich unmittelbar neben dem Lobulus paracentralis gelegentlich, d. h. bei einzelnen Individuen, Riesenzellennester — und in einem solchen Fall waren dieselben bemerkenswertherweise im Lobulus paracentralis selbst ungewöhnlich spärlich. In der Regel ist aber die vordere Grenze des parietalen Associationscentrums gegeben mit dem Sulcus calloso-marginalis (vgl. Fig. 8 den hinteren Rand der Tastsphäre).

Dieses ganze Gebiet zeigt im wesentlichen einen übereinstimmenden Bau der Rinde, und zwar findet sich hier der 5schichtige Typus Meynert's besonders rein ausgeprägt. Doch möchte ich keineswegs Gewicht legen auf die Unterscheidung gerade von fünf Schichten, sondern nur betonen, dass der Typus, welchen Meynert als fünfschichtigen bezeichnet hat, hier in Betracht kommt. In der 5. Schicht treten insbesondere unter der (4.) Körnerschicht grössere Pyramidenzellen nur mehr vereinzelt auf, so dass diese 5. Schicht mehr gleichmässig erscheint. Die Grösse der Zellen, insbesondere in der 3. Schicht, wechselt allerdings noch in den verschiedenen Regionen.

Die verschiedenen Windungen des in Rede stehenden grossen Gebietes erhalten nicht alle gleichzeitig markhaltige Fasern. Der occipitale Theil geht den anderen voran, und an der Grenze der 2. Occipital- und 2. Schläfenwindung befindet sich ein Gebiet, welches durch seine Entwickelung sich von den übrigen Bezirken merklich unterscheidet. Man ersieht aus Fig. 5, dass die als Gyrus occipitalis II bezeichnete Region sich durch seinen besonderen Reichthum an Nervenmark (blau gefärbt) hervorhebt. Die Radiärfasern, welche hier von der Rinde ausgehen (vgl. Fig. 9, wo durch × × die fragliche Region besonders markirt ist) verlaufen zum Theil gegen die Sehstrahlung; ich glaube mich aber überzeugt zu haben, dass sie einestheils durch diese hindurch zur Balkenausbreitung sich begeben, zum Theil nur streckenweise (12, links, schwarz) die Sehstrahlung begleiten und dann nach oben in die Gegend der Körperfühlsphäre übergehen, also Associationsfasern darstellen. Naturgemäss lässt sich nicht mit aller Sicherheit in Abrede stelle, dass einzelne Fasern der Sehstrahlung in die Rindenregion × × gelangen; nur dass es sich nicht um eine irgend erhebliche Menge handeln kann, lässt sich bestimmt behaupten. Hiernach ist besagte Region nicht zu den Sinnessphären zu rechnen, was ich besonders betonen möchte, weil sie sich zweifellos zum Theil (vgl. + Fig. 7) wenigstens mit dem Gyrus angularis der Affen deckt. Da Ferrier hier einen Theil der Sehsphäre sucht, ist die frühe Entwickelung dieses Rindenabschnittes zweifellos von besonderem Interesse; ich vermag mich aber vorläufig auf Grund meiner anatomischen Befunde nicht zu Ferrier's Ansicht zu bekennen, glaube vielmehr, dass es sich um jene wichtige Region handelt, durch deren Zerstörung optische Aphasie bezw. Wortblindheit (s. oben Anm. 6) entsteht, d. h. Unvermögen, Gesichtseindrücke mit den entsprechenden Worten zu associren und Geschriebenes zu verstehen. Ob dieser Punkt etwa, wie man mit Rücksicht auf Wernicke's Angaben denken könnte, auch zu den Augenbewegungen in Beziehung steht, vermag ich nicht zu entscheiden; die Leitung 12 (links Fig. 9) könnte ja nach vorn zu dem Punkt der Körperfühlsphäre ziehen, welche zu den Augenbewegungen in Beziehung steht. Es wird zweckmässig sein, die Bedeutung der Region × × auch mit Hülfe der secundären Degeneration sorgfältig zu untersuchen.

Bezüglich der übrigen Regionen des hinteren grossen Associationscentrums möchte ich nur bemerken, dass vermuthlich der an die Centralwindung anstossende Theil zu Erinnerungsbildern des Muskel- und Tastsinns, der Schläfentheil zu solchen des Gehörs, der Hinterhauptstheil endlich zu solchen des Gesichts in nahen Beziehungen steht. Dass die Hauptverknüpfungspunkte für alle diese disparaten Vorstellungen genau in die Mitte des grossen Centrums fallen, möchte ich nicht behaupten. Die verschiedenen Regionen des grossen Centrums insbesondere auch die Schläfengegend und die Scheitelgegend sind durch so zahlreiche Associationssysteme verbunden, dass hier Gebietsgrenzen kaum zu unterscheiden sind. Die Verfolgung der Markumhüllung enthüllt auf das deutlichste, wo sich lange (zuletzt entstehende) und wo sich kurze Associationssysteme befinden; doch sind meine Studien noch nicht hinreichend abgeschlossen, dass ich schon jetzt erschöpfende Details zu geben im Stande wäre.

Der Gyrus supramarginalis und die obere Scheitelwindung sind beim Menschen reicher an secundären Windungen, als bei den höchsten Affen, und ist auch die starke Entwickelung der Region, welche dem Scheitelhöcker entspricht und diesen vortreibt, ganz besonders charakteristisch für das Gehirn geistig hochstehender Menschen (s. u.). Das Fig. 7 dargestellte Gehirn ist durch seine Armuth an Nebenwindungen nach der gegentheiligen Richtung hin charakterisirt. Im Hinblick auf die Befunde meines verehrten Collegen His am Schädel Johann Sebastian Bach's könnte man u. a. daran denken, hier irgend einen wesentlichen Factor der musikalischen Veranlagung zu localisiren, da der Ausguss jenes Schädels eine enorme Entwickelung insbesondere des Gyrus supramarginalis erkennen lässt (vgl. Anm. 53).

Aus einer Abhandlung Rüdinger's (Ein Beitrag zur Anatomie der Affenspalte und der Interparietalfurche beim Menschen, nach Race, Geschlecht und Individualität, Beiträge zur Anatomie und Embryologie — Festgabe für Jacob Henle, 1882), ist zu ersehen, daß dieser Forscher die ungewöhnlich starke Entwickelung der Scheitelwindungen bei geistig hochstehenden Männern bereits gewürdigt und die viel geringere Ausbildung derselben bei geistig tiefstehenden Deutschen wie bei niederen Racen erkannt hat. Rüdinger giebt u. a. Abbildungen der Gehirne von Justus von Liebig, Lasaulx und Döllinger, dem Physiologen, erwähnt auch, dass bereits Kupffer bei Beschreibung des Kant-Schädels auf die starke Entwickelung der Scheitelgegend hingewiesen hat und dass die Gehirne von Gauss, Dirichlet u. A. (wie man sich an R. Wagner's Abbildungen leicht überzeugen kann) dasselbe zeigen. Hiernach gilt nicht nur für grosse Musiker (wie Bach und — vgl. Anm. 53 — Beethoven), sondern auch für grosse Gelehrte, dass die Scheitelwindungen für die geistige Productivität von hervorragender Bedeutung sind. Keiner der früheren Autoren vermochte sich aber eine Vorstellung zu bilden, welchen speciellen Functionen die Scheitelwindungen dienen; dass es sich um Associationscentren handelt, ist ihnen vollständig entgangen, da sie die anatomische Stellung der betreffenden Theile nicht zu würdigen vermochten. Rüdinger macht übrigens auch darauf aufmerksam, dass durch die starke Entwickelung der oberen Scheitelwindung die „Affenspalte" verkürzt und dieses pithecoide Merkmal am Menschenhirn mehr oder weniger vollständig verwischt wird.

b) Das mittlere Associationscentrum.

Dieses mit der Insula Reilii sich deckende Gebiet ist bereits Anm. 6 (s. d.) ausführlicher gewürdigt worden. Auch dieser Windungsbezirk ist bekanntlich beim Menschen besonders gut entwickelt und durch seine scharfe Sonderung geradezu characteristisch für das Gehirn der Primaten. Die Inselrinde zeigt den regulären 5schichtigen Typus Meynert's.

c) Das vordere Associationscentrum.

Dasselbe wird durch die vordere Hälfte der ersten und den grössten Theil der zweiten Stirnwindung gebildet; von der Basis des Stirnlappens gehört insbesondere der Gyrus rectus dazu. Auch diese Theile sind beim Menschen erheblich voluminöser als bei den höchsten Affen; indem dieselben an dem der 2. Stirnwindung entsprechenden Theil der Basis eine tiefe Grube zeigen, die beim Menschen nur eben angedeutet ist, liegt es auf der Hand, dass auch das Mark des Stirncentrums an Masse beim Menschen relativ weit stärker ausgebildet ist.

Der Bau der Rinde ist wiederum der reguläre 5 schichtige; grössere Pyramidenzellen sind selten innerhalb dieses Centrums, wodurch es sich insbesondere auch von der Körperfühlsphäre charakteristisch unterscheidet. Nur gegen das Nachbargebiet der letzteren hin und am Innenrand gegen den Gyrus fornicatus zu finden sich grössere Zellen, hier auch in der 5. Schicht.

Was die Associationssysteme des frontalen Centrums anlangt, so habe ich meine Untersuchungen über dieselben noch nicht abgeschlossen. Zweifellos sind dieselben ungeheuer mächtig, da das Projectionssystem nur einen geringen Antheil an der weissen Substanz des Stirnlappens hat. Es gelangen zwar (was für die Symptomatologie der Stirnhirn-Erkrankungen, die Schlüsse aus secundären Degenerationen etc. wichtig ist), Stabkranzfasern aus der inneren Kapsel bis nahe an den Stirnpol heran, biegen aber hier spitzwinklig nach hinten um (vgl. Fig. 9 die gelben Linien *X w* etc.). Die langen Associationsfasern, welche ich bisher sicher nachweisen konnte, verbinden vorzüglich die Körperfühlsphäre (besonders deren an der Innenfläche gelegenen Theil) und die Riechsphäre mit dem Pol des Stirnhirns; und von der 3. Stirnwindung gelangen (*g*, *t'* gelb links) zahlreiche Fasern zur 2. und 1. Stirnwindung. Ob die Hörsphäre und Sehsphäre direkt mit dem frontalen Associationscentrum verbunden sind, vermag ich nicht sicher anzugeben. Neben dem Cingulum (*ci* Fig. 3) verlaufen Faserzüge, welche sowohl die Sehsphäre als das parietale Associationscentrum mit dem frontalen zu verknüpfen scheinen.

Desgleichen verlaufen mit dem directen Associationssystem der ersten Urwindung (s. o. Anm. 6) Fasern, welche aus dem Bereich der Hörsphäre den frontalen Associations-Centren zustreben. Sonach ist es möglich, durch die bereits vorliegenden Untersuchungen aber keineswegs sichergestellt, dass das frontale Associations-Centrum zu allen Sinnessphären in Beziehung tritt; sicher nachgewiesen sind vorläufig nur die Verbindungen mit der Riech- und der Körperfühlsphäre. Hierdurch aber wird die Annahme nahegelegt, dass insbesondere die Erinnerungsbilder von allerhand Lust- und Unlustgefühlen, von Triebregungen, von Bewegungen, Bewegungsreihen und Handlungen an die frontalen Associations-Centren gebunden sind, also die wesentlichsten Componenten des Persönlichkeitsbewusstseins und die wichtigsten Regulatoren für das Handeln. Indem dieselben auch für die erfahrungsgemässe Beurtheilung der eigenen Leistungsfähigkeit, des Erstrebenswerthen, des zu Vermeidenden von entscheidender Bedeutung sind, ist in alledem vielleicht der Schlüssel dafür gegeben, dass mit Erkrankung des Stirnhirns ein Zustand eintritt, der solange Reizungserscheinungen vorwiegen, durch maasslose Selbstüber- oder Unterschätzung sich auszeichnet, schliesslich aber zu völliger Interesselosigkeit, Sichselbstvergessen und Urtheilsschwäche führt (vgl. Anm. 36). —

Vergleicht man die drei Associationscentren untereinander, so tritt in einer Beziehung ein gewaltiger Unterschied hervor, insofern als die Inselrinde mit relativ wenig Balkenfasern zusammenhängt, während das vordere und hintere Associations-Centrum sich durch ungemein zahlreiche Balkenfasern auszeichnen. Diese Centren stehen also zu beiden Hemisphären in ausgiebigster Beziehung, jede Insel in der Hauptsache nur zu Gebieten der gleichen Seite. Die Insel hat schon hiernach eine mehr locale Bedeutung, für die geistigen Vorgänge im Ganzen und Grossen kommen mehr die anderen Centren in Betracht. Deren Zusammenwirken zu dreien und vieren geschieht in Folge der Verbindungen durch den Balken, nicht minder vollkommen wie das Zusammenwirken zweier nur wenig Millimeter von einander entfernter Theile derselben Sinnessphäre oder desselben Associationscentrums. Die Trennung des Hirns in zwei Hälften ist thatsächlich nur eine scheinbare, eine rein äusserliche; die Associationssysteme des Balkens sind für die Einheit des Ganzen wichtiger, als es eine Verwachsung der Hemisphären in der Mittellinie, als es der ununterbrochene Uebergang der Rinde der rechten Hemisphäre in jene der linken sein könnte. Durch die doppelte Anlage der Hemisphären wird das Gehirn nur doppelt leistungsfähig, nicht aber in seiner Thätigkeit halbirt.

Relativ gering erscheint die Zahl der Associationsfasern, welche das vordere und hintere grosse Associationscentrum untereinander direct verbinden, so dass sich die Vermuthung aufdrängt, es müsse noch nebenher ein andersartiger Zusammenhang vorhanden sein. Ein solcher könnte in befriedigender Ausdehnung nur gefunden werden in der Körperfühlsphäre, welche sich zwischen beide Associationscentren einschiebt, so wie die Hörsphäre zwischen das hintere grosse und die Insel eingeschaltet ist. Hierdurch würde die Sinnessphäre, welche das Bewusstsein des Körpers vermittelt, auch für die Einheitlichkeit des geistigen Lebens überhaupt von besonderer Bedeutung sein.

Die Furchen der Grosshirnlappen, soweit sie nicht innerhalb der Sinnescentren liegen, sind theils Grenzfurchen der Sinnes- und Associationscentren, theils liegen sie innerhalb der letzteren und vergrössern deren Oberfläche. Zu ersteren gehört die Sylvi'sche Grube, der Sulcus callosomarginalis zum Theil, die Fissura occipito-perpendicularis, der Sulcus hippocampi, der Sulcus retrocentralis, frontalis inferior, temporalis superior. Innerhalb von Associationscentren liegen der Sulcus interparietalis, frontalis superior, temporalis inferior, occipito-temporalis etc. etc.

Die Furchen innerhalb der phylogenetisch weit jüngeren Associationscentren entstehen durchgehende viel später, als die Furchen innerhalb der älteren Sinnessphären und die Grenzfurchen. Mit der Zunahme der Secundärfurchen der ersteren, vergrössern sich die Associationsorgane, mit jener der letzteren, die innern Sinnesflächen. Für die vergleichende Beurtheilung verschiedener Gehirne in Bezug auf den Windungsreichtum und die parallel gehende geistige Beanlagung erscheint diese Thatsache von grundlegender Wichtigkeit. Es kommt nicht nur darauf an, dass ein Gehirn reicher an Windungen sei, sondern auch wo sich der grössere Windungsreichthum findet. Es giebt Gehirne, welche windungsreiche hintere Associationscentren neben windungsarmen vorderen erkennen lassen (ich fand dieses Verhältniss bei einem von Haus aus energielosen Mann, welcher philologisch ausgezeichnet beanlagt war);

umgekehrt stösst man auch auf windungsreiche Frontalcentren neben einfach gewundenen hinteren Associationscentren. An Idiotengehirnen findet man gelegentlich das eine oder andere Associationscentrum gut entwickelt, ein anderes fast völlig verkümmert; aber auch einzelne Sinnescentren sehr mangelhaft, andere gut entwickelt. Indem hier partielle geistige Defecte, gelegentlich aber auch specialisirte Talente der Hirndeformität parallel gehen, bietet sich ein reiches Feld für neophrenologische Studien. Jedes Gehirn zeigt, wenn man es nach den vorstehenden Gesichtspunkten betrachtet, eine Art Physiognomie, und es dürfte sich verlohnen, der Bedeutung derselben nachzuspüren, natürlich unter gebührender Würdigung aller durch Ernährungsanomalien, Uebermüdung etc. erworbenen Schwächen. Aus dem vorstehenden erhellt, dass es unmöglich ist, allgemein gültige Maasse für das Grössenverhältniss der Rindenoberfläche der Sinnes- und Associationscentren aufzufinden. Bei geistig Tiefstehenden ist die Differenz geringer, bei hochstehenden überwiegen die Associationscentren ganz beträchtlich.

Ueber das Verhalten der Associations-Centren in der Thierreihe liegen mir leider nur wenige völlig gesicherte Erfahrungen vor. Bei den Nagern (ich habe die Hausmaus und den Hamster untersucht) fehlen diese Centren vollständig. Sinnessphäre stösst an Sinnessphäre, so dass die ganze Hirnrinde bis auf wenige ganz schmale Streifchen Projectionsfasern erkennen lässt. Dementsprechend finden sich von Associationssystemen nur solche, welche innerhalb der Rinde verlaufen, oder verschiedene Projectionscentren unter einander verbinden wie Cingulum, Fornix longus, Lancisi'sche Streifen etc. — Erst mit dem Wachsthum der Associationscentren treten zahlreiche Associationssysteme auf, wodurch die weisse Substanz mehr und mehr zunimmt. Bei den Raubthieren sind die Associationscentren noch klein; man vergleiche nur das durch Rindenreizung abgrenzbare frontale Centrum des Hundes, und der niederen Affen mit dem menschlichen! Erst in der Reihe der Katarhinen erreichen die Associationscentren die gleiche Ausdehnung wie die Sinnescentren und erst beim Menschen wachsen sie darüber hinaus. Es ist deshalb völlig verfehlt durch das Studium z. B. des Maus-Gehirns die Grundzüge der Anordnung der Associationssysteme des Menschen auffinden zu wollen. Diese können thatsächlich nur am Menschen und allenfalls den katarhinen Affen mit Erfolg studirt werden. Auch die Übertragung gewisser physiologischer Erfahrungen vom Thiergehirn auf das menschliche kann zu groben Irrthümern führen, wenn man z. B. mit Munk ganz im Allgemeinen annehmen wollte, dass die Hirnoberfläche sich im Wesentlichen aus Sinnescentren zusammensetzt. Selbst wenn dies für einzelne Versuchsthiere richtig ist, gilt es doch deshalb nicht ohne weiteres für den Menschen, welcher seine Besonderheiten hat. Die Prüfung meiner neuen Ansichten über die Gliederung der Gehirnoberfläche des Menschen bezw. über die von einzelnen Windungen ausgehenden Fasersysteme etc., kann also nur am Menschen selbst in Angriff genommen werden — aber freilich nicht mit Carminfärbung am ausgewachsenen normalen Gehirn, sondern nur mit Hülfe wirklich exacter Methoden (vergl. Anm. 16).

[30] S. Anm. 29. Ich entnehme die Angaben über den Bau der Grosshirnrinde zum Theil einer Abhandlung meines verewigten Freundes, des kgl. bayerischen Hauptmanns a. D. Wilhelm Freiherr von Branca. Die betreffenden Untersuchungen, welche u. a. zur Entdeckung einiger specifischer Zellenformen in den Sinnessphären geführt haben, sind in meinem Laboratorium angestellt worden behufs Bewerbung um einen Preis der Universität Leipzig. Derselbe ist Herrn von Branca auch zu Theil geworden; eine durch die Überarbeitung entstandene Krankheit hat ihn aber dahin gerafft, bevor er noch dazu gelangt war, seine Resultate völlig erschöpfend darzustellen. Dasselbe Schicksal hat zufälligerweise auch den trefflichen schwedischen Forscher Dr. Carl Hammarberg betroffen, dessen von Henschen herausgegebene „Studien über Klinik und Pathologie der Idiotie“, Upsala 1895, beachtenswerthe Beiträge zur Lehre vom Bau der Grosshirnrinde enthalten.

[31] Vgl. Anm. 29. Die handgreiflichen Unterschiede im Bau der Centralwindungen, der Rinde der Fissura calcarina, des Gyrus hippocampi etc. sind schon lange bekannt, wenn auch sonderbarer Weise nicht recht gewürdigt. Demgegenüber bedarf es subtiler Untersuchungen, um Unterschiede z. B. zwischen der Rinde der vorderen 2. Stirnwindung, der 2. Schläfen-, unteren Scheitelwindung u. a. m. nachzuweisen. Misst man die Ganglienzellen in Bezug auf die vorkommenden Maximalgrössen, so ergeben sich allerdings in Ziffern ausdrückbare Differenzen; aber der Gesammttypus bleibt derselbe, wobei freilich zu beachten ist, dass die Grenzregionen von Sinnes- und Associationscentren gelegentlich Übergangstypen aufweisen. Offenbar setzt sich die Rinde jeder Sinnessphäre aus zwei verschiedenartigen Schichtencomplexen zusammen: 1) aus den für sie specifischen Elementen (Spindelzellen des Gyrus fornicatus, Körner der Sehsphäre, Riesenzellen der Centralwindungen, Cylinderzellen der Hörsphäre etc.) und 2) aus den Elementen des Associationssystems, welche sich über die gesammte Rinde verbreiten. Die Associations-

centren enthalten in ihrer Rinde nur Elemente der letzteren Art; diese Schichten gehen aber auch auf die Sinnescentren über, so dass letztere vielfach Anklänge an den Bau der Associationscentren erkennen lassen (z. B. in der 1., 2. und untersten Schicht).

[32] In der 1. Auflage der Rede habe ich vier unterschieden — vgl. hierüber Anm. 27 und 39.

[33] Die Associationsneurone einer Sinnessphäre bilden sich ausnahmslos nach den Projectionsneuronen. In der Tastsphäre Neugeborener sind markhaltige, zu Associationsneuronen gehörige Fasern nicht aufzufinden. Hier vermittelt die Zone also zunächst nur Empfindungen und psychische Reflexe d. h. solche, deren sensible Componente zum Bewusstsein kommt. Vermuthlich entwickelt sich der grösste Theil der Willkürbewegungen aus diesen psychischen, ursprünglich zur feineren Unterscheidung der Sinneseindrücke dienenden Reflexen, ein anderer Theil aus den einfachen bezw. niederen Reflexen, sowie den Trieb- und Affectbewegungen. Es würde von Interesse sein, die Willkürbewegungen des ausgebildeten Menschen nach dieser verschiedenen Genese zu ordnen. — Von den Associationsfasern entwickeln sich die Balkenfasern auffallend früh, sowohl die, welche inmitten der Sinnescentren, als die, welche von deren Peripherie aus entstehen, ein Umstand, der die genaue Umgrenzung der Sinnessphären gelegentlich nicht unerheblich erschwert. Die Natur ist offenbar bemüht, von vornherein die sensiblen Eindrücke beider Körperhälften zur Einheit zu verschmelzen. Es werden die Empfindungen der linken und rechten Tastsphäre früher associirt, als die Erregungen z. B. der linken Tast- und Sehsphäre, der rechten Seh- und Hörsphäre etc. Diese Thatsache erscheint psychologisch von hohem Interesse.

[34] Diese Faserbündel sind zweifellos ganz überwiegend Associationssysteme. Dass auch einzelne Collateralen von Projectionssystemen darin enthalten sind, ist nicht sicher auszuschliessen. Ich habe indess bisher positive Beweise für das Vorkommen solcher nicht finden können. Ich möchte dies hier besonders hervorheben im Hinblick auf eine frühere Mittheilung im Neurologischen Centralblatt (1895, Nr. 23), wo ich zwar nur hypothetisch, aber wie ich nach meinen neuesten Untersuchungen annehme, in übertriebener Bereitwilligkeit das Vorkommen von Stabkranzcollateralen in grösseren Mengen in Betracht gezogen habe. Mehrere der von mir früher für Collateralsysteme gehaltenen Faserzüge haben sich bei veränderter Schnittrichtung als Balkenfasern erwiesen, so dass mir das reichlichere Vorkommen von Stabkranzcollateralen jetzt überhaupt durchaus hypothetisch erscheint. Es erledigen sich hiermit

wohl auch manche Folgerungen, welche ich im Voraus auf die Möglichkeit hin gezogen hatte, dass sich in den Associationscentren Collateralen verschiedener Sinnesleitungen, z. B. der Tast- und Sehbahn begegnen und primär (also ohne Vermittelung von Associationsneuronen) -associirte Empfindungen ausgelöst werden; die Frage wird indess im Auge zu behalten sein. Ihre Lösung mittelst der Golgi'schen Silberfärbung wird u. a. dadurch erschwert, dass sehr grosse Schnitte nothwendig sind, um wirklich entscheidende Bilder zu erlangen. Innerhalb der Hirnrinde gehen von Projectionsfasern zahlreiche Collateralen ab; fraglich bleibt nur, wie weit sich Collateralen des Projectionssystems an der Bildung speciell der weissen Substanz betheiligen. Man wird nur Foeten benützen dürfen, bei welchen die Balkenfasern noch marklos sind, die Projectionsfasern also leicht und sicher als solche erkannt werden können.

[35] Ich habe auf dem Horizontalschnitt Fig. 9 links diese Coagitation halbschematisch dargestellt, und das zwischen Hör- und Sehsphäre eingeschaltete Associationscentrum gewählt, um speciell das Zustandekommen einer der klinisch bestgekannten Formen von Associationsstörung der „optischen Aphasie", sowie der aphasischen Störungen überhaupt zu erläutern. Die Region × × vermittelt speciell das Zusammenwirken von Theilen der Hör- und Sehsphäre. Vielleicht würde es übersichtlicher gewesen sein, wenn ich eine halbschematische Darstellung der Schnittebene Fig. 3 gegeben hätte, welche ich meinen früher publicirten Hirnplänen ausnahmslos zu Grunde gelegt habe. Man wird sich indess wohl leicht mit Hülfe der Fig. 3 das Zustandekommen associativer Verknüpfung von Tast- und Gesichtseindrücken vorstellen können, wenn man sich von jeder Sinnessphäre aus eine Leitung etwa zur Mitte der Rinde des oberen Scheitelläppchens gezogen denkt. Vgl. auch Anm. 6 und 27.

[36] Annähernd gleichzeitig mit mir hat Wernicke (Grundriss der Psychiatrie, 1894) ausgeführt, dass die Geisteskrankheiten Erkrankungen des Associationssystems darstellen, gegenüber den auf Erkrankungen des Projectionssystems beruhenden „gewöhnlichen" Gehirnkrankheiten. Indess decken sich Wernicke's und meine Anschauungen keineswegs, da Wernicke die Existenz besonderer Associationscentren noch nicht kennt, den Vorgang der Association überwiegend mit Vorgängen in den Associationsfasern in Verbindung bringt und die Projectionscentren sich über die ganze Hirnrinde ausgebreitet denkt. Unter diesen Voraussetzungen ist es eine reine Hypothese, die Geistesstörungen auf Erkrankungen des Associationssystems zurückzuführen. Meine Ansichten stützen sich hingegen auf thatsächliche pathologisch-anatomische Be-

obachtungen über die Betheiligung meiner Associationscentren an psychischen Hirnaffectionen, die Folgen ihrer Erkrankung in klinischer Hinsicht und die Gesichtspunkte, welche eine exacte Anatomie an die Hand giebt. Ich halte es für zweckmässig, dieselben hier kurz zusammenzustellen.

I. Es fragt sich zunächst: Kommen Krankheitszustände vor, welche sich lediglich und ausschliesslich auf eines der von mir unterschiedenen Centren oder mehrere erstrecken, und für welche diese circumscripte Localisation sicher oder mit grosser Wahrscheinlichkeit nachgewiesen werden kann. Dies ist in der That der Fall!

In der ersten Auflage dieser Rede findet sich die Angabe, dass die anatomisch nachweisbaren Veränderungen der Hirnsubstanz bei Dementia paralytica, gewöhnlich Hirnerweichung (nach Parchappe) von den Laien genannt, sich „häufig" auf die geistigen Gebiete beschränken. Die ersten genaueren Angaben hierüber hat Tuczek gemacht in seiner Monographie über Dementia paralytica (1884), deren Studium mit Rücksicht auf meine Eintheilung der Hirnoberfläche ich nur empfehlen kann. Indess habe ich mich selbst auch eingehend mit den Hirnveränderungen bei Paralyse beschäftigt, da ich der Überzeugung bin, dass diese Krankheit uns mehr als irgend eine andere den Schlüssel für die Ableitung der krankhaften psychischen Erscheinungen aus dem Hirnbefund liefern wird. Es hat seine guten Gründe, dass bei dieser Krankheit der eine Patient das Bild des unsinnigsten Grössenwahns mit tobsüchtiger Erregung, der andere eine tief melancholische oder hypochondrische Verstimmung, der dritte das Bild eines fixirten und systematisirten Verfolgungswahns, einer hallucinatorischen Verworrenheit, einer circulären Geistesstörung oder auch nur einer einfachen progressiven Indolenz und Urtheilslosigkeit darbietet. Diese verschiedenen klinischen Bilder beruhen ja zweifellos zum Theil auf der angeborenen „Constitution" des Gehirns einer-, der besonderen Art der Schädlichkeiten andererseits, welche die Erkrankung eventuell durch Summation herbeigeführt haben (z. B. bald Syphilis und geistige Excesse allein, bald unter Concurrenz von Alkoholismus etc.). Zum grössten Theil aber gründen sich die Variationen des klinischen Bildes auf eine verschiedene (auf angeborener oder erworbener ungleichmässiger Widerstandsfähigkeit verschiedener Hirntheile beruhende) Localisation des wesentlichsten Factors der anatomischen Veränderungen, des Schwundes, der Auflösung zahlreicher Nervenfasern, gelegentlich auch Ganglienzellen — und zu alledem gesellen sich schliesslich noch allerhand mehr oder weniger constante anatomische Läsionen anderer Art, wie Entzündung der Häute, der

Hirnsubstanz selbst (bis herab zur Oblongata), Hydrocephalus internus et externus etc. etc.). Von allen diesen nachweisbaren Alterationen beschränkt sich nur der Nervenfaserschwund gelegentlich auf die Associationscentren, sei es nur die frontalen, oder auch die Insel und die hinteren Centren. Die entzündlichen Veränderungen der Meningen kehren sich nicht an die Grenzen dieser Gebiete, sondern finden sich gelegentlich über den Sinnes- wie über den Associationscentren, soweit dieselben von der Arteria carotis ernährt werden. Derartige Fälle geben naturgemäss über die Bedeutung der Associationscentren keinerlei zuverlässige Aufschlüsse, wie wohl sie schon manche Winke ertheilen, z. B. durch das häufige Vorkommen von schwerer Hypochondrie neben stärkerer Erkrankung insbesondere prallem Oedem der weichen Häute der Körperfühlsphäre u. dgl. m.

Berücksichtigt man nun alle nothwendigen Cautelen, insbesondere durch Ausschluss sämmtlicher Fälle mit ausgeprägter Meningitis oder Periencephalitis, so gelingt es Individuen aufzufinden, wo nur das frontale Associationscentrum deutliche Veränderungen zeigt und Hand in Hand damit gehend ein typischer psychischer Symptomencomplex in den Vordergrund tritt, welchen man mit einem gewissen Grad von Wahrscheinlichkeit als Ausdruck der gestörten Thätigkeit dieses Centrums betrachten darf, und dies um so mehr, als er sich in den wesentlichsten Zügen (den „Ausfallssymptomen") deckt mit den Erscheinungen, welche Bianchi an höheren Affen, denen das vordere Stirnhirn beiderseitig exstirpirt war, beobachtet hat. Hier setzt der Kranke bald jede beliebige, in Wirklichkeit dem „Nicht-Ich" zuzurechnende Vorstellung zu seinem Ich in Beziehung (so dass er sich alle denkbaren Würden, Besitzthümer, Talente etc. zuschreibt), bald fehlt die associative Verknüpfung äusserer Wahrnehmungen mit der Vorstellung der eigenen Person, oder umgekehrt des Persönlichkeitsbewusstseins mit den äusseren Eindrücken, so dass der Kranke sich vergisst oder die Umgebung nicht beachtet (Aufhebung der activen Apperception). Es braucht hier durchaus nicht Verworrenheit im strengeren Sinne zu bestehen. Der über zahlreiche Ideen verfügende Kranke spricht, falls er nicht durch einen starken Affect beeinflusst wird, geordnet, vermag aber vielfach Wahres und Falsches, Erdachtes und Erlebtes, Mögliches und Unmögliches nicht zu unterscheiden, und neben diesem Defect der logischen Gefühle (basirend auf unsicherer Erinnerung) geht eine Abnahme der ethischen und ästhetischen Urtheilsfähigkeit einher, welche ihn Handlungen begehen lässt, die mit seinem früheren Charakter in unversöhnlichem Widerspruch stehen, Es fehlt dem Kranken also auch wenn er sich nicht im Affect befindet, die Besonnenheit; er verliert dieselbe aber in um so grösserem Maasse, je mehr sich Triebe und lebhafte Gefühle in ihm regen, z. B. der Geschlechtstrieb oder Ärger, Zorn u. dgl. m., welch' letztere, sobald sie einmal entstanden sind, lawinenartig anwachsen (durch stärkeres Mitschwingen der Körperfühlsphäre und ihrer peripheren Verbindungen?). So ergeben sich Zustände, wo die Selbstbeherrschung vollständig verloren gegangen ist und in den Handlungen nur die Logik der Triebe herrscht (wie sie bei den Thieren sich geltend macht). Die affectiven Ideenverbindungen überwuchern bezw. verdrängen die erfahrungsgemässen (logischen), der Kranke folgt jeder momentanen Triebregung und befriedigt sie ohne Rücksicht auf Sitte und guten Geschmack. Schliesslich tritt Blödsinn ein mit Verlust der Persönlichkeitsvorstellung.

Bei näherer Betrachtung können wir alle diese Erscheinungen in zwei Gruppen theilen, solche einer erhöhten und einer verminderten Energie cerebraler Processe (Reizungs- und Ausfallserscheinungen).

Die Zurückführung aller dieser Erscheinungen ohne Ausnahme auf die Erkrankung des frontalen Associationscentrums ist insofern nicht völlig einwurfsfrei, als möglicher Weise neben den dort nachweisbaren Störungen feinere in vielen anderen Regionen einhergehen, welche wir mit unseren jetzigen Methoden noch nicht übersichtlich darstellen können, z. B. Schwund von Collateralen, von Endbäumchen zahlreicher Fasern der Associationsneurone etc. Auch ist die Wirkung einer selbst mässigen Meningitis und eines mässigen Oedems der weichen Häute auf die darunter liegenden Rindenabschnitte kaum mit Exactheit zu berechnen. Man wird mit Rücksicht hierauf daran zu denken haben, dass insbesondere die Reizungserscheinungen, und hier wieder in erster Linie die Steigerung der Triebe, Affecte, die Wonnegefühle etc. zum Theil auf Rechnung der Körperfühlsphäre zu setzen sind, welche in der Regel neben der Atrophie des Stirnhirns Trübung und Oedem der weichen Häute erkennen lässt. Insbesondere kommt hier vielleicht (für den Geschlechtstrieb?) das vordere Drittel des Gyrus fornicatus in Betracht, welches Tuczek häufig erkrankt fand; und endlich muss noch in Erwägung gezogen werden, dass mit dem Nachlass der Energie des frontalen Associationscentrums höchst wahrscheinlich ein hemmender Einfluss ausfällt, welchen die Ganglienzellen desselben auf jene der Körperfühlsphäre, insbesondere die Ursprünge der motorischen Bahnen ausüben. Hierdurch werden allerdings die Erscheinungen so verwickelt, dass man sich vorläufig mit summarischen Anschauungen begnügen muss — und auf eine höhere Bedeutung machen demgemäss die vorstehenden Ausführungen nicht Anspruch. Für die Gewinnung völlig exacter Anschauungen halte ich Studien an Sagittalschnitten durch das ganze Gehirn für unentbehrlich — und werde seinerzeit hierüber berichten.

In äusserst charakteristischer Weise contrastirt hiermit das Bild, welches Erkrankungen der hinteren grossen Associationscentren ergeben. Obwohl man dasselbe auch bei Fällen von Dementia paralytica findet, sobald jene Centren vom Krankheitsprocess stärker befallen werden, wird es doch besser und schärfer erkannt bei tieferen Zerstörungen, insbesondere bei herdförmiger Erweichung jener Regionen. Hier macht sich als erstes Symptom die Incohärenz der Vorstellungen, die primär-intellectuelle Verworrenheit geltend, welche völlig unabhängig von Affecten lediglich als Folge einer Zerstörung gewohnheitsgemässer associativer Verknüpfungen äusserer Sinneseindrücke in die Erscheinung tritt. Manche dieser Kranken geben keinerlei Zeichen einer Unklarheit über die eigene Person, lassen in ihrer Führung noch nichts von Unbesonnenheit, nichts von tiefer Perversität des Fühlens und Wollens erkennen — ausser dass sie äussere Objecte nicht richtig erkennen und deshalb falsch gebrauchen, Personen verwechseln, räumlich und zeitlich desorientirt sind u. dgl. m. Die organisirten Gedächtnissspuren äusserer Vorgänge sind zerstört, das anschauliche Vorstellen der Aussenwelt, das in Worte fassbare Wissen von derselben, die erfahrungsgemässe Interpretation äusserer Eindrücke ist vernichtet. Der Kranke ist ideenarm geworden, es fällt ihm eventuell gar nichts mehr ein, weder Richtiges noch Falsches — er ist blödsinnig. Ist die linke Hörsphäre nebst Insel und 3. Stirnwindung erhalten, so lallt er vorgesprochene Worte verständnisslos nach (Echolalie) u. dgl. m. Er kann aber noch zärtliche Gefühle für seine Angehörigen haben!

Ganz anders gestalten sich die Erscheinungen bei Erkrankungen, welche nur eine Sinnessphäre betreffen. Wird z. B. (um nur von völlig zuverlässigen Beobachtern gemachte Mittheilungen zu erwähnen) eine Hörsphäre durch eine Geschwulst mehr und mehr gedrückt, so kommt es gelegentlich zu subjectiven Gehörswahrnehmungen (Maschinengeräusche u. dgl.), bei Druck auf die hintere Centralwindung zur Wahrnehmung von Bewegungen, z. B. des Daumens, ohne dass derselbe in Wirklichkeit irgend welche Lage- bezw. Formveränderung erkennen lässt, bei Druck einer Geschwulst auf die Hakenwindung zu subjectiven Gerüchen, bei Druck eines Cysticercus auf die Sehsphäre zur Wahrnehmung farbiger Figuren etc. Mechanische Reizung der Sinnessphären ruft also in gleicher Weise Sinneswahrnehmungen hervor, wie die adäquate Reizung peripherer Sinneswerkzeuge bezw. Sinnesnerven — eine Thatsache, welche neben der specifischen Bauart der Sinnessphären wohl untrüglich beweist, dass die specifische Energie der Sinnesnerven zum guten Theil von angeborenen Einrichtungen gewisser Bezirke der Grosshirnrinde abhängt und a priori an dieselben gebunden ist.

Betreffen Herderkrankungen gleichzeitig das hintere grosse Associationscentrum und ein oder mehrere Sinnessphären, so kommt es zum Bild der hallucinatorischen Verworrenheit. Bei Erkrankung nur einer Sinnessphäre in der obengenannten Form kann die Verworrenheit gänzlich fehlen; der Kranke erkennt den subjectiven Charakter der Hallucinationen und ist somit nicht eigentlich geisteskrank im landläufigen Sinn.

II. Bei den heilbaren „functionellen" Formen von Geistesstörung, welche überwiegend auf Erschöpfungszuständen des „belasteten" Gehirns in Folge von Gemüthsbewegungen, Vergiftungen, Blutentmischung etc. beruhen, entstehen viele der angeführten geistigen Elementarerscheinungen auf Grund vorübergehender Hemmung und Reizung grösserer oder kleinerer Abschnitte der Grosshirnlappen. Es würde mich zu weit führen, hier auf alle Einzelheiten einzugehen; nur das unmittelbar aus dem oben Bemerkten, sich Ergebende möge kurze Erwähnung finden.

Bei intensiver Steigerung des Geschlechtstriebes haben wir es höchstwahrscheinlich mit Erregungszuständen in der Körperfühlsphäre zu thun, welche sich, wie ich auf Grund eigener Beobachtung mit aller Bestimmtheit annehme, gelegentlich im Anschluss an eine starke Reizung der Sexualorgane neben Hirnerschöpfung entwickelt. Vermöge der zahlreichen associativen Verbindungen jener Sphäre mit allen Associationscentren übt diese intensive Reizung einen mächtigen Einfluss auf dieselben dergestalt, dass sie ihre Thätigkeit bald hemmt, bald übermässig anregt. Demgemäss verlieren derartige Personen in extremen Fällen nicht nur das Bewusstsein der eigenen Person (bis zum Vergessen des Geschlechtscharakters), sondern es kommt auch zu einer total verworrenen Auffassung der Umgebung und Interpretation derselben, ausschliesslich im Sinn des herrschenden Triebes. Indem bei wechselnder Intensität der sexuellen Erregung die Gefühlslage zwischen der rohesten nackten Sinnlichkeit und der sublimsten metaphysischen Exstase in vielfachen Nüancen hin und herschwankt, kommt es bei feiner veranlagten Naturen zu einer Reihe von Seelenzuständen, deren inneren Zusammenhang (durch die Beziehung zu ein und demselben Trieb) nur derjenige zu würdigen versteht, welcher unmittelbar Zeuge dieser Wandlungen zu sein Gelegenheit hat. Jeder der zahlreichen Abstufungen der Intensität des Triebes bezw. des Gefühles entspricht eine besondere, inhaltlich eigenartige Vorstellungsgruppe, so dass hier die Einordnung der Vorstellungen in Gefühlskategorien besonders deutlich hervortritt.

In manchen Fällen krankhafter sexueller Erregung tritt nicht wie gewöhnlich ein maniakalischer Symptomencomplex hervor, sondern ein aus Hallucinationen aller Sinne und verworrenen Wahnideen zusammengesetztes Krankheitsbild (hallucinatorischer Wahnsinn). Es dürfte zu überlegen sein, inwiefern hier in subcorticalen Centren eine Irradiation der sexuellen Erregung auf Apparate stattfindet, welche mit sämmtlichen Sinnescentren der Hirnrinde in leitender Verbindung stehen — und hier würde in erster Linie an den Thalamus opticus zu denken sein, welcher thatsächlich mit allen corticalen Sinnessphären durch Stabkranzbündel verknüpft ist. — Wo das Krankheitsbild ein rein maniakalisches ist, wird man die krankhafte Reizung in die Körperfühlsphäre verlegen, das Schweigen der sittlichen Gefühle eventuell mit einer Hemmung des Stirnhirns, die Auslösung phantastischer Ideencombination mit einer Reizung des hinteren grossen Associationscentrums in Verbindung zu bringen haben, wobei ich nicht verkenne, dass diese Vorraussetzungen im Wesentlichen theoretischer Natur sind und einer näheren Prüfung bedürfen. Die Deutung des maniakalischen Zustandes bei Dementia paralytica begegnet insofern weniger Schwierigkeiten, als hier durch die Atrophie des frontalen Associationscentrums, die Annahme eines hemmenden Einflusses der erregten Körperfühlsphäre auf das frontale Associationscentrum neben einer Reizung des hinteren grossen Associationscentrums überflüssig gemacht wird.

Ähnlich dem Geschlechtstrieb verhalten sich die wohl gleichfalls in der Körperfühlsphäre localisirten krankhaft erregten Angstgefühle (vgl. Text zu Anm. 52). Angesichts des Gefühles drohender Vernichtung der Individual-Existenz kommt es ebenso, wie angesichts des auf Erneuerung derselben gerichteten Triebes gelegentlich zur Vorstellung übersinnlicher Mächte, metaphysischer Geschehnisse, welche dem gesunden Individuum fern liegen. Aber auch hier wirkt das brüske, rein organisch begründete Gefühl bedrohten Daseins, häufig nur einfach hemmend und verwirrend auf das Bewusstsein der Persönlichkeit, wie der Aussenwelt. Die hochgradig erregten Durstgefühle des reinen Dipsomanen lassen im Gegensatz zu diesen edleren Formen erregten Trieblebens keinerlei Beziehung zu metaphysischen Ideen erkennen; sie verlaufen einfach unter der Form einer Erregung der Körperfühlsphäre ohne Anklingen irgend welcher höheren Gedanken. Hier tritt in erster Linie der hemmende Einfluss des niederen Triebes auf die Associationscentren zu Tage.

Diesem Zustand sind offenbar gewisse impulsive Acte und Zwangshandlungen verwandt, welche gleichfalls von der Körperfühlsphäre ausgehen — nicht aber unter dem Einfluss einer allgemeinen Verstimmung, sondern einzelner sensibler Reize (Zwangshandlungen vom Magen ausgehend Esquirol) oder einzelner intensiver Erinnerungsbilder früherer Gemüthsbewegungen. Dass die impulsiven Akte gelegentlich im Bewusstsein als imperative Gehörshallucinationen („Zünd an! etc.) zur Wahrnehmung gelangen, lässt sich ungezwungen so deuten, dass der Reiz auf Associationsbahnen von der Körperfühlsphäre auf die Hörsphäre überspringt und umgekehrt.

Dass einfachere Gehörs- und Gesichtshallucinationen vielfach von primären Erregungen der Körperfühlsphäre ausgehen, lässt sich durch zahlreiche klinische Erfahrungen stützen, z. B. durch die Reflexhallucinationen (Gehörshallucinationen bei Narbenbildung im Nervus supraorbitalis, Intercostalneuralgien etc.), durch die Thatsache, dass Gesichtshallucinanten gelegentlich geradezu die Gegend der Körperfühlsphäre, ja die Region der Augenmuskelcentren als Ausgangspunkt ihrer Visionen bezeichnen (gelegentlich auch unmittelbar die Sehsphäre — eigene Beobachtung) u. a. m.

Einen wesentlich anderen Charakter tragen die von dem hinteren grossen Associationscentrum ausgehenden leichteren funktionellen Störungen. Ich rechne hierher zunächst die eigenthümliche Rathlosigkeit, die leichte, illusorische Verworrenheit, in welcher sich eine Unsicherheit gewohnter associativer Verbindungen kundgiebt, ferner die complicirten Hallucinationen, welche wie Träume ganze Scenerien und Ereignisse wiederspiegeln und associirte Erinnerungsbilder von Gesichts-, Gehörs- und Tasteindrücken darstellen.

Ideenflucht und Verlangsamung des Vorstellungsverlaufs können von den Sinnes- wie von den Associationscentren aus entstehen — wie denn überhaupt jede Elementarstörung auf Grund bald primärer bald secundärer Erkrankung ihres physischen Substrates zu Stande kommt.

Der systematisirte Wahn aber, bei welchem die Auffassung der eigenen Person dauernd verfälscht ist, indem die Ichvorstellung mit allerhand defecten Begriffen und phantastischen, bunt zusammengewürfelten Reminiscenzen äussererer Anschauungen regellos verknüpft wird, beruht zweifellos auf einer combinirten Erkrankung von Associations- und Sinnescentren. Den Hauptausgangspunkt stellt in zahlreichen Fällen insbesondere der hypochondrischen Verrücktheit die Körperfühlsphäre dar und wiederum führt hier der Einfluss krankhafter Gefühle zur Herrschaft affectiver Ideenverbindungen über die erfahrungsgemässen. Die productive Phantasie vieler Verrückter und Wahnsinniger gemahnt ohne Weiteres an eine intensive Erregung des hinteren grossen Associationscentrums (daher jene oberflächlichen Anklänge an die geniale Production?). Bei der hypochondrischen Verrücktheit sind es insbesondere Gemeingefühle, welche (in Folge Erkrankung ausschliesslich ihrer centralen Endstationen?) verändert erscheinen. Indem die Centren aller Gemeingefühle in der Körperfühlsphäre nahe bei einander gelegen sind, kommt es auch bei der hypochondrischen Verrücktheit zu erotischen Wahnvorstellungen, wie andererseits die Nymphomanie gelegentlich in fixirten Verfolgungswahn ausgeht — so dass auch hier eine scharfe Grenze zwischen gewissen „manischen" Formen einerseits, paranoischen andererseits nicht gefunden werden kann. Der Unterschied dieser von der modernen Psychopathologie scharf auseinandergehaltenen Zustände liegt also weniger in der besonderen Art der psychischen Symptome, als in der verschiedenen Natur des pathologischen Grundprocesses, welcher bei der Verrücktheit in einer dauernden chemischen Veränderung der nervösen Elemente, bei der einfachen Manie in Reizungszuständen ohne Zersetzung besteht. Manche Gifte bringen bei dem einen Individuum die eine, bei dem anderen die andere „Krankheitsart" hervor, woraus lediglich auf eine individuell verschiedene Vulnerabilität der nervösen Elemente (vgl. Anm. 37) geschlossen werden darf, da sich der Versuch einer Zurückführung der verschiedenen Störungsformen auf quantitativ verschiedene Schädlichkeiten (Aufnahme grösserer oder kleinerer Mengen des Giftes) thatsächlich als undurchführbar erweist.

Aus dem Vorstehenden ergeben sich zahlreiche Hinweise darauf, weshalb die psychischen Störungen so ungeheuer zahlreiche Variationen in Einzelerscheinungen bei einer gewissen Einförmigkeit der gröberen Züge darbieten. Einförmig ist die Reactionsweise der einzelnen Rindencentren, insofern z. B. die Hörsphäre in der Regel Reize mit Gehörshallucinationen beantwortet etc. etc. Variabel ist auch bei derselben Krankheitsart (z. B. Schwefelkohlenstoffvergiftung) der Symptomencomplex je nach der individuellen Vulnerabilität jedes einzelnen Centrums. Rechnet man hierzu noch, dass das Gehirn auch ein zähes Gedächtniss besitzt für alle Schädlichkeiten, denen es jemals ausgesetzt war, und dass sich auch diese in den Symptomen wiederspiegeln, dass endlich die geistige Capacität und der Gefühlsreichthum der Individuen unendlich variirt, so ergiebt sich hieraus die Erklärung für den schier unermesslichen Formenreichthum der Geistesstörungen, für welche die ordnende Hand erst noch gefunden werden soll. Es zeugt von wenig Sinn für das Wesentliche, wenn die Verfasser einiger beliebter neuerer Lehrbücher durch Vermehrung der psychologischen Formen, durch fabrikmässige Herstellung neuer Arten die Psychiatrie auf festere Grundlagen stellen zu können, wähnen. Was uns noth thut, ist vor allem Klarheit darüber, was wir Krankheitsarten zu nennen haben. Die psychologische Betrachtung, die experimentell-psychologische Forschung nicht ausgenommen, ist hier meist nebensächlich, ja gelegentlich geradezu hinderlich für die Erkenntniss, weil sie nur an der Oberfläche der Erscheinungen haftet und für sich allein zum Vordringen in die Tiefe keinerlei Handhabe bietet. Die Hirnanatomie bleibt neben Pathologie und Chemie die fundamentalste Hülfsdisciplin der Psychiatrie und ist für deren wissenschaftliche Begründuug absolut uneutbehrlich.

[37] Die einzelnen Gifte wirken nichts weniger als gleichmässig auf alle Sinnes- und Associationscentren desselben Individuums — eine Thatsache, die vielleicht zum Theil begründet ist in der verschiedenen Entwickelungszeit. Das Grosshirn setzt sich aus mindestens einem Dutzend verschieden alter Stücke zusammen, welche zum Theil wenigstens gegen allerhand Schädlichkeiten verschieden reagiren. Wie weit dies für völlig Gesunde zutrifft, muss ich dahin gestellt sein lassen. Für „Belastete" gilt es nach der psychiatrischen Erfahrung sicher, und vielleicht beruht die „Belastung" zum guten Theil darauf, dass diese verschiedenartige Vulnerabilität zu stark hervortritt. Derartige Individuen müssen auf Schädlichkeiten qualitativ anders reagiren als Normalmenschen, müssen gelegentlich auf den ersten Blizk ganz unverständliche Reactionsformen auf Alkoholgenuss, Gemüthsbewegungen etc. darbieten. Die Associationscentren sind, wie es scheint, besonders dem syphilitischen Toxin gegenüber weniger widerstandsfähig als die Sinnescentren (vgl. Tuczek's Befunde von Faserschwund bei Paralyse — Anm. 36). — Bei Schwefelkohlenstoff-Vergiftung, welche häufig zu regelrechten Geisteskrankheiten führt, zeigt sich aber ferner, dass die Reactionsweise auf ein und dasselbe Gift auch individuell hochgradigen Verschiedenheiten unterliegt (vgl. Hampe, Über psychisehe Störungen in Folge Schwefelkohlenstoff-Vergiftung, Veit & Co., Leipzig 1895, Beobachtungen aus meiner Klinik enthaltend). Das eine Individuum zeigt Gehör-, das andere Gesichts-, das dritte Gemeingefühlshallucinationen (Körperfühlsphäre), das eine ist verworren, das andere zeigt fixirte Wahnvorstellungen etc. — Dasselbe gilt vom Alkoholismus, der je nach der individuellen Constitution zu Sinnestäuschungen oder Verworrenheit oder Geistesschwäche oder Epilepsie u. a. m. führt. Ich neige mich jetzt mehr und mehr der Ansicht zu, dass die Systemerkrankungen, soweit es sich nicht um secundäre Degenerationen handelt, dieser durch verschiedenen Entwickelungs-

gang begünstigten ungleichmässigen Vulnerabilität der einzelnen Fasersysteme und Zellengruppen zum guten Theil auf Rechnung zu setzen sind. In weiter Ausdehnung gilt das Gesetz, dass die zuletzt entstehenden Elemente am empfindlichsten sind — was man im Ganzen und Grossen ja bereits früher wusste angesichts der verschiedenen Wirkung des Chloroforms und anderer Narkotica auf die Grosshirnrinde einer-, die Oblongatacentren andererseits u. dgl. m. — Manche Gifte schädigen auf die Dauer die Sinnescentren tiefer als die Associationscentren und umgekehrt; man wird hier auch an ungleichmässige Widerstandskraft auf Grund erworbener Schwäche (besondere Inanspruchnahme bei der gewohnten Thätigkeit etc.) zu denken haben.

[38] Ich bin erst im Frühjahr 1894 durch eine Reihe vorzüglich gelungener Sagittalschnitte durch das ganze Gehirn eines dreimonatlichen Kindes, welche ich meinem durch Ausdauer und Geschick gleich ausgezeichneten Mitarbeiter Herrn cand. med. H. Mädler verdanke, zur Erkenntniss des allgemeinen Entwickelungsprincipes des Grosshirnmarkes durchgedrungen, obschon ich bereits vor 20 Jahren in meinem Werk über: Die Leitungsbahnen im Gehirn und Rückenmark etc., Leipzig 1876, die fraglichen Sonderungserscheinungen abgebildet habe. Wenngleich ich damals nur über makroskopische Beobachtungen verfügte, sind die Tafeln I—VII jenes Werkes mit Ausnahme der Fig. 9, wo der linke Stirnlappen unrichtige Details zeigt, noch heute brauchbar und geben den allgemeinen Gang der Markentwickelung im Hemisphärenmark gut wieder. In Bezug auf das Verhalten der Faserzüge im Bereich der Grosshirnganglien sind freilich die Abbildungen der vorliegenden Schrift weit genauer und zuverlässiger.

[39] In der ersten Auflage dieser Rede habe ich neun Territorien unterschieden, indem ich die Riechsphäre und den Gyrus hippocampi, das parietale und temporale Associationscentrum besonders zählte. Ich betrachte auch die Eintheilung in sieben Regionen als eine eventuell nur provisorische, insofern als weitere Untersuchungen über die Bestandtheile des Lobus limbicus vielleicht zu einer anderen Zahl der Sinnescentren, als hier im Text angenommen (vier), führen wird. Es kommt ja schliesslich auf die Zahl selbst nicht viel an. Zu einer Unterscheidung von Organen für einzelne Seelenvermögen im Sinne der älteren Psychologie wird meine Eintheilung nur innerhalb gewisser Einschränkungen führen — an jedes Associationscentrum sind recht complicirte Leistungen gebunden: Gedächtniss, Schlussvermögen, Combinationsfähigkeit etc. Es ist trotzdem nicht uninteressant, jene Seelenvermögen mit Rück-

sicht auf die von mir aufgedeckte Gliederung des Grosshirns im Einzelnen zu vergleichen, und möchte ich hier nur darauf hinweisen, dass in der uralten Unterscheidung von Sinnlichkeit und Verstand ein ähnliches Princip zum Ausdruck kommt, wie in der natürlichen Sonderung der Sinnes- und Associationscentren.

[40] Spurzheim hat Gall's Seelenorgane noch um sechs vermehrt — und trotzdem fehlt auch bei ihm ein Organ für den Tastsinn, diesen wichtigsten Sinn des Menschen, vollständig — eine Thatsache, die um so mehr die Oberflächlichkeit der psychologischen Betrachtungsweise darthut, als für zahlreiche nebensächliche Charakterzüge besondere Organe angenommen werden.

[41] Vgl. Anm. 29 und 37.

[42] Ich führe hiermit eine neue Eintheilung der Associationssysteme ein, welche, wie auf den ersten Blick erkennbar, von der bisher üblichen sich ganz erheblich unterscheidet. — Das Selbstbewusstsein sagt bekanntlich den meisten Menschen nichts (daher die uralte Sage vom einheitheitlichen Organ der einheitlichen Seele) von der webstuhlartigen Mechanik unseres Seelenorgans, wo ein Schlag tausend Verbindungen schlägt, die Fäden ungesehen fliessen etc. Wie Goethe dazu gelangte, die Gedankenfabrik sich unter diesem Bild vorzustellen, könnte für Goetheforscher vielleicht den Anlass zu interessantzn Studien über die Selbstbeobachtungsfähigkeit des Dichters geben. In der wissenschaftlichen Litteratur aus der Zeit der Entstehung des Faust finde ich nichts, was auch nur annähernd der Goethe'schen Schilderung gleichkäme. Wenn man auch bereits die faserige Structur des Gehirnmarkes kannte, so hatte man doch noch keine Ahnung von der Feinheit und Menge der Leitungen und ihrer Verknüpfungen da man noch nicht im Stande war, die einzelnen Nervenfasern, die Ganglienzellen etc. mit dem Mikroskop nachzuweisen.

[43] Z. B. bei Alkoholismus, vgl. Anm. 37.

[44] Es ist mir unerfindlich, wie man auf derartig absurde Vorstellungen hat gelangen können.

[45] Da in der neueren Zeit durch die Untersuchungen von Nissl, Hodge, Held u. A. die Elementarstructur der Ganglienzellen in normalen wie in pathologischen Zuständen unserem Verständniss näher gerückt worden ist, so dürfen wir vielleicht auch von dieser Seite aus in Bälde fruchtbare Gesichtspunkte erwarten. Wenn uns aber vorläufig auch die elementare Histologie im Stich lässt, so gewähren die Er-

fahrungen am kranken Menschen in Verbindung mit der Hirnanatomie wenigstens im Allgemeinen Aufschlüsse über die Localisation der psychischen Erscheinungen. Die Erinnerungsbilder zeigen bei der Mehrzahl der Menschen eine andere Erscheinungsform im Bewusstsein als die Wahrnehmungen, weil nur einzelne Componenten der letzteren reproducirt werden, z. B. von Gesichtseindrücken nur die begleitenden Bewegungsgefühle der Augenmuskeln. Beanlagte Naturen können sich indess schon im gesunden Zustand der Sinneseindrücke mit dem ganzen Gepräge ihrer specifischen Energie erinnern — und das nämliche findet unwillkürlich bei Hallucinanten statt. Da dem Auftreten von Gehörshallucinationen häufig eine deutliche Hyperästhesie für Gehörseindrücke vorausgeht, ist es wahrscheinlich, dass hier lediglich der Erregbarkeitsgrad irgend welcher mit der Hörsphäre zusammenhängender Nervenelemente die sinnliche Lebhaftigkeit der acustischen Erinnerungsbilder bestimmt; welche Elemente aber speciell in Betracht konnen, ist mikroskopisch vorläufig noch nicht nachgewiesen.

Die Thätigkeit der Associationscentren ist zweifellos zum guten Theil eine unbewusste. Die Lösung eines Problems, über welches wir uns vergeblich den Kopf zerbrochen haben, tritt gelegentlich ins Bewusstsein, ohne dass wir uns gerade damit beschäftigen. Fraglich ist, ob dieses unbewusste Arbeiten nur gewissen Elementen (vielleicht den centralsten der nicht direct mit den Sinnessphären zusammenhängenden Neurone — 11 schwarz Fig. 9) zukommt oder allen ohne Ausnahme, sobald die Erregung unter eine gewisse Intensität herabsinkt. Ich gewinne aus dem Bau des Gehirns den Eindruck, dass die bewussten Vorgänge im Nervensystem zwischen zwei Arten unbewusster gewissermaassen eingeschaltet sind, welche man als über- und unterbewusste unterscheiden könnte. Zu ersteren würden die höchsten Associationen, zu den letzteren die einfachen Reflexe gehören. Der Controle der logischen, sittlichen und ästhetischen Gefühle werden alle Resultate der Hirnthätigkeit erst dadurch unterworfen, dass sie durch das Bewusstsein hindurchgehen, wodurch allein letzteres als höchste und edelste Erscheinungsform der Energie charakterisirt wird. — Die körperlichen, die sinnlichen Gefühle sind wohl zweifellos sämmtlich an die Sinnessphären und die mit ihnen durch Projectionsfasern verbundenen subcorticalen Centren, insbesondere im centralen Höhlengrau, Formatio reticularis etc. geknüpft. Dass auch sie Erinnerungsbilder zurücklassen, und dass diese Erinnerungsbilder eine ganz hervorragende Rolle bei der Ideenbewegung spielen, ist nicht zu bezweifeln. Ihre corticalen Spuren wurzeln wohl in erster Linie in den Associationsneuronen der Körperfühlsphäre und erstrecken sich von da aus in weitere Hirngebiete, welche sich vorläufig nicht genau umgrenzen lassen.

Die höheren geistigen Gefühle lassen sich vorläufig nicht näher localisiren. Sie sind aber zweifellos genau so an die Hirnsubstanz gebunden, wie die niederen, z. B. die Schmerzempfindungen. Denn ganz wie die letzteren werden sie verändert durch die Einwirkung von Giften, Erschütterungen des Gehirns etc. Im Allgemeinen glaube ich schon jetzt aus pathologischen Befunden mit Sicherheit schliessen zu können, dass sie in erster Linie an die Associationscentren geknüpft sind, vielleicht vorwiegend an das frontale. Doch bedarf speciell diese Frage noch eingehendster Erwägungen, so dass ich hier auf weitere Ausführungen verzichte (vgl. Anm. 37 und 53).

[46] Ausdrücke von Helmholtz.

[47] Die scharfe Unterscheidung derselben erfordert selbstverständlich eine von verständnissvollem Interesse geleitete Concentration der Aufmerksamkeit und insofern kommt hier auch die active Apperception Wundt's in Betracht.

[48] Es ist wohl nicht überflüssig, wenn ich hier bemerke, dass ich mich als Vertreter der Universität Leipzig verpflichtet fühlte, dem wenige Wochen vor dem Rectoratswechsel verstorbenen grossen Gelehrten einen kurzen Nachruf zu widmen und dass ich nichts anderes beabsichtigte, als einen Akt der Pietät zu erfüllen, ohne schroffe Stellungnahme zu irgend welchen Schulmeinungen.

[49] Die Zersetzung der Begriffe bei den Geisteskranken beruht bald auf einfach quantitativen Veränderungen des Begriffsinhalts, so dass Pars pro toto gebraucht wird (z. B. Bewusstlosigkeit = Tod, warm = Feuer), bald auf dem Eindringen fremdartiger Vorstellungen in das Gefüge der Begriffe, so dass deren einheitlicher Charakter mehr und mehr verloren geht und unverständliche Complexe entstehen u. a. m.

[50] Man vergleiche die Selbstschilderungen genialer Künstler (Mozart u. A.), aus welchen übereinstimmend hervorgeht, dass das musikalische Schaffen genau so Stimmung voraussetzt, wie die lyrische Dichtung, die plastische Composition, ja auch die schauspielerische Darstellung. Die Freude beschleunigt den Vorstellungsverlauf — andere Gefühle wirken allerdings in gegentheiliger Richtung wie die Angst, bei welcher das Wort in der Kehle „stecken bleibt". Die „aufgelegte" Stimmung wirkt freilich nur ideenerweckend, wenn die Associationscentren reiche und leicht bewegliche Gedächtnissspuren in sich bergen — die Vorbedingung aller genialen Composition. Armselige Köpfe mit wenigen schwerbeweg-

lichen Vorstellungen können noch so sehr in Stimmung kommen — sie werden nicht productiv, die Triebe wecken keine Lieder, nur die allgemeinen Körperbewegungen werden lebhafter. Hüpfen, Springen und Johlen ist hier das Hauptergebniss des erregten Gefühls- und Trieblebens. — Der Eindruck der freien Natur mit ihren Farben und Formen, ihrer reinen Luft etc. wirkt bekanntlich besonders anregend auf das musikalische und poetische Schaffen.

[51] Auf diesem Gebiet liegt, wie mir scheint, hauptsächlich jene schon von den Alten (Plato, Aristoteles etc.) hervorgehobene Ähnlichkeit zwischen gewissen Geisteskranken und genialen Menschen, aus welcher man in Folge mangelhafter Erkenntniss des Wesentlichen voreiliger Weise (Lombroso) auf eine allgemeine Verwandtschaft zwischen Genie und Irrsinn geschlossen hat. Bei der maniakalischen Erregung werden die Vorstellungen selbst gewöhnlicher Köpfe häufig lebhaft, farbenreich und originell wie bei genialen — aber während hier das kreisende Gehirn das Kunstwerk gebiert, ist bei jenen das Resultat der erregten Geistesthätigkeit nur Schall und Rauch. Schon hieraus ergiebt sich der fundamentale Unterschied — beim Genialen, macht sich das gesteigerte Hirnleben als formendes, bildendes Princip geltend, kommt es zur Schöpfung in sich einheitlicher, wohlgeordneter, logisch zusammenhängender geistiger Gebilde — beim Maniakalischen herrscht die Lockerung, die Dissociation vor. Die Stimmung, der herrschende Trieb wirbeln hier eine grosse Menge ungeordneter Vorstellungen empor und auch jedes nachträglich ordnende Princip fehlt, während den genialen Künstler bewusste wie unbewusste Besonnenheit auszeichnet gegenüber dem Ansturm der von leitenden Gefühlen geweckten und so schon geordnet ins Bewusstsein einziehenden Ideen. — In noch höherem Grade der genialen ähnlich erscheint die phantastische Production des Wahnsinnigen, insofern es hier zu wirklich neuen, originellen, im Gefühlston einheitlichen Combinationen kommt, welche zweifellos eines künstlerischen Anstrichs nicht entbehren. Sofern man Originalität für das Wesen des Kunstwerkes erklärt, nicht aber das Bedeutende, Typische, wird man hier auf eine gewisse innere Verwandtschaft schliessen dürfen. Indess fehlt dem Wahnsinnigen (wiederum schon in Folge von Mangel an Besonnenheit) die Fähigkeit, das innerlich Geschaute nach aussen zu werfen und vollkommen wiederzugeben — und mit dem Wahnsinn steigert sich nicht die Schaffenskraft des Künstlers, sondern wird vernichtet — wie z. B. ein Blick auf die Gemälde Turner's in besonders drastischer Weise zeigt. Wahnsinn und Schaffen von Vollendetem schliessen sich gegenseitig absolut aus.

[52] Alpdrücken bei Athembehinderung, erotische Träume etc. Die hallucinatorische Wahrnehmung von Oasen, Wasserflächen seitens halbverdursteter Wüstenwanderer, die Visionen von Himmel und Hölle bei religiöser Stimmung etc.

[53] Der Reichthum an Gefühlsnuancen ist, wie bekannt, individuell hochgradig variabel; doch fehlen leider genaue wissenschaftliche Untersuchungen hierüber fast gänzlich. Ob es sich hierbei auch, was die höchsten Gefühle anlangt, nur um Variationen einiger weniger Grundformen (der sinnlichen) handelt, wird noch besonders zu erwägen sein. Dass auch an den erhabensten künstlerischen Schöpfungen sinnliche Gefühle einen wesentlichen Antheil haben, unterliegt keinem Zweifel, nur die Durchtränkung der Anschauungen mit Gefühlen schafft wirkliche Kunstwerke. Es erscheint mir in dieser Hinsicht nicht ohne Interesse, dass (wie mein College His mir mitzutheilen die Güte hatte und ich nachträglich mich auch selbst überzeugen konnte) der Schädel Beethoven's neben einer ungeheueren Entwickelung in der Gegend der hinteren grossen Associationscentren eine gute Ausbildung der Körperfühlsphäre anzeigt, während in der Gegend der vorderen (frontalen) Associationscentren verhältnissmässig kleine Dimensionen zu Tage treten — ganz wie am „Bach"-Schädel (vgl. auch Anm. 45). — Es erscheint demgegenüber von Wichtigkeit, die geistige Veranlagung von Individuen festzustellen, welche bei starker Entwickelung der frontalen, wenig voluminöse und wenig gewundene hintere Associationscentren zeigen. Es ist mir äusserst unwahrscheinlich, dass hier künstlerlische Talente je überwiegen. Naturgemäss wird man bei alledem auch Race-Eigenthümlichkeiten mit in Rechnung zu stellen haben. — Das Genie beruht hiernach im Wesentlichen auf einem Fortschritt, nicht einem Rückschritt (Degeneration) der Hirnentwickelung; indem es hierbei indess eventuell zu von der Norm abweichenden Grössenverhältnissen der einzelnen Hirntheile unter einander kommt, also insbesondere zu einem unverhältnissmässigen Überwiegen des hinteren grossen über das frontale Associationscentrum (vielleicht auch gelegentlich umgekehrt) — wird zu erwägen sein, inwieweit hierdurch Abweichungen vom gemeinen menschlichen Wesen bedingt werden, insbesondere jene Eigenthümlichkeiten, welche zu der uralten Sage von der Wesensverwandtschaft der Genialen und Geisteskranken geführt haben.

[54] Neben dem Glanz des Auges, der nicht ausschliesslich von seelischen Einflüssen abhängig ist, kommt hier hauptsächlich der Bewegungsrythmus und die Convergenz der Augenaxen in Betracht — das

dauernde, gleichmässige, „gierige“ Fixiren eines Objectes, dem irgend eine kräftige Triebregung zugewandt ist, das Wandern der Augen, so lange ein Object für die Befriedigung eines erregten Triebes nicht gefunden ist, das wechselnde, unstäte Verhalten, so lange eine überwiegende Triebrichtung fehlt und die Gefühle wechseln etc., der stiere Blick des apathisch Blödsinnigen, welchem alle treibenden Gefühlsmotive mangeln, die parallele Stellung der Augenaxen bei dem niedergedrückten, zum Begehren unfähigen Melancholiker u. a. m.

[55] Vgl. Anm. 39. Die Idealisirung der Triebe und die Beherrschung derselben fallen vermuthlich nicht zusammen, sondern sind wenigstens partiell an verschiedene Centren gebunden. Die Ausführungen im Text sind etwas summarisch! Bei Abfassung der Rede war mir der Unterschied zwischen der Function des frontalen und hinteren grossen Associationscentrums noch wenig klar.

[56] Man findet bei Gewohnheitstrinkern in der Regel besonders starke Veränderungen der Hirnhäute und der Hirnwindungen im Bereich der Körperfühlsphäre und des frontalen Associationscentrums. — Weit deutlicher zeigen sich die in Rede stehenden Erscheinungen bei den Thieren, welche der Associationscentren entbehren oder sie nur in geringer Ausdehnung besitzen, wenn sie durch Hunger, Geschlechtstrieb etc. erregt werden (man vergleiche nur die Raubthiere, den Stier etc.). Auch das Neugeborene mit seinen unentwickelten Associationscentren ist ganz Affectwesen und entfernt sich von dem Thier in dem Maasse, als seine Associationscentren reifen und mit Erinnerungsspuren ausgestattet werden. Die Triebe treten aber auch von vornherein in individuell wechselnder Intensität und Qualität (Rohheit oder Zartheit) auf, so dass hierdurch weitere Variationen entstehen, welche die wesentlichsten Grundlagen des individuellen Charakters bilden.

[57] Die nachfolgenden Abschweifungen auf psychiatrisches Gebiet waren in erster Linie auf die juristischen Zuhörer berechnet; der Psychiater von Fach wird wenig Neues darin finden.

[58] Diese Erscheinungen finden sich besonders bei Moral insanity-Kranken, welche nebenher hysterische oder epileptische Züge erkennen lassen. Bei diesen Individuen ist vielfach die Grundrichtung der Triebe verkehrt, so dass sie in einer Weise befriedigt werden (z. B. Koprophagie, perverse Formen der sexuellen Befriedigung), welche nicht Erhaltung der Art und des Individuums, sondern Vernichtung derselben herbeiführt. Beim Lustmord mit Anthropophagie handelt es sich thatsächlich (wie ich aus eigenen Beobachtungen schliesse) gelegentlich um eine Combination

von Hungergefühlen mit dem Geschlechtstrieb. — Der Aufbau des gesammten Charakters auf Hass und Abneigung gegen alle Mitwesen, wie er die ausgeprägtesten Fälle der Moral insanity kennzeichnet, ist eine Perversion der menschlichen Natur, welche als solche schon für „degenerativ“ gehalten werden muss. — Wenn auch die Mehrzahl der extremen Fälle durch Vergiftung im Keimzustand (durch Alkoholismus, Syphilis etc. der Eltern) hervorgerufen wird, können alle möglichen schädlichen Einflüsse bis zur Pubertät die Moral insanity herbeiführen. Nach Abschluss der Geschlechtsentwickelung habe ich bei gesund Veranlagten noch niemals eine wirkliche Perversion der Triebe und Gefühle entstehen sehen; die ethische Verkommenheit der Säufer, nach Hirnerschütterung etc. zeigt doch wesentlich mildere Züge, wenn man von Affecthandlungen im Rausch etc. absieht.

[59] Vgl. auch Anm. 36.

[60] Insofern auch das sicherste Wissen bei den im Text angeführten Formen von „Instabilität“, „Desequilibration“ etc. zur Zeit der Gleichgewichtsschwankungen nicht zum Bewusstsein bezw. zur Geltung kommt, könnte man wenigstens im Princip der hohen Meinung beizupflichten geneigt sein, welche der Gründer der deutschen wissenschaftlichen Academien vom sittlichen Werthe des Wissens hegt. Indess ist die Voraussetzung, dass der reine Intellect der Triebe in allen ihren individuellen Variationen Herr werden könne, leider eine reine Utopie.

Erläuterungen zu den Tafeln.

Die Tafeln I—III (Figg. 1—6) stellen Abbildungen durchsichtiger Schnitte aus Gehirnen Neugeborener und junger Kinder dar, welche möglichst naturgetreu die Verhältnisse ohne Anwendung irgend welcher Schematisation wiedergeben. Die Gehirne sind in chromsaurem Kali gehärtet und mit Hämatoxylin nach Weigert-Pal mit einigen Modificationen von Mädler gefärbt. Die blaugraue und blauschwarze Farbe zeigt die Regionen, in welchen sich markhaltige Nervenfasern finden, welche allein den Farbstoff annehmen.

Tafel I.

Fig. 1. Sagittalschnitt (der Mittelebene des Körpers parallel) durch das Gehirn eines einmonatlichen, vermutlich reif geborenen Kindes. Die Sehsphäre ist nicht vollständig zu überblicken, weil in der Zungenwindung der Schnitt noch in die Hirnrinde selbst fällt, während auf dem weiter von der Mittellinie entfernt gelegenen parallelen Sagittalschnitt Fig. 3 aus demselben Gehirn in der Zungenwindung (unterhalb der Fissura calcarina) zahlreiche markhaltige Fasern zu sehen sind.

a Taenia thalami optici (Reflexbahn für die Übertragung von Riecheindrücken auf Centren der Kopfbewegungen?).

b Mark des Septum pellucidum (zum Theil zwischen Riechfeld und Gyrus hippocampi verlaufend).

c Balken entsprechend der Körperfühlsphäre markhaltig (die Zeichnung hier etwas ungenau, die Querdurchschnitte markhaltiger Fasern nicht gut wiedergebend).

v vorderer } Vierhügel, nahe der Mittellinie wenig Mark
h hinterer } zeigend, seitlich davon sehr viel.

r rother Kern der Haube, nach abwärts davon (blauschwarz) Kreuzung der oberen Kleinhirnschenkel.

× der Querschnitt des Tractus olfactorius, als feines Häutchen erscheinend.

Fig. 2. Horizontalschnitt durch das Gehirn eines dreimonatlichen Kindes, etwas schräg ausgefallen (oben — rechts — höher, unten — links — tiefer).

II Tractus opticus.

H Associationssystem (Querschnitt) im Gyrus hippocampi, die Riechrinde der Hakenwindung mit dem Ammonshorn verbindend, in den Alveus übergehend.

M Mandelkern.

P Pyramidenbahn im Querschnitt.

p' Temporale Grosshirnrinden-Brückenbahn.

p'' Frontale Grosshirnrinden-Brückenbahn.

Der Grosshirnschenkel ist dicht unter dem Vierhügel durchgeschnitten, so dass die Kreuzung des Nervus trochlearis getroffen ist. Der Stabkranz der Riechsphäre und des Gyrus hippocampi ist vollständig markhaltig; in der Spitze des Stirnlappens und an der Grenze der 1. und 2. Schläfenwindung fehlt Mark noch vollständig. Doch sind an anderen Stellen (vgl. den mattgrauen Ton) entsprechend dem fortgeschrittenen Alter bereits Associationsfasern markhaltig.

Tafel II.

Fig. 3. Schnitt aus demselben Gehirn wie Fig. 1 (vgl. diese).

C Nucleus caudatus
P Putamen des Linsenkerns
gp Globus pallidus des Linsenkerns } Streifenhügel.

II Querschnitt des Tractus opticus.

r Stabkranzbündel vom Trigonum olfactorium zum Linsenkern.

ci Cingulum.

In der Sehsphäre bemerkt man zwei dunklere Streifen; dieselben enthalten den Stabkranz des äusseren Kniehöckers (Fasern aus der Macula lutea der Netzhaut).

Fig. 4. Horizontalschnitt (beträchtlich höher als Fig. 2) aus dem Gehirn eines Anfang der 2. Lebenswoche gestorbenen Kindes.

C P gp wie Fig. 3.

Die Hörleitung ist noch nicht bis zur Rinde markhaltig, wohl aber die Sehstrahlung.

Tafel III.

Fig. 5. Sagittalschnitt durch das Gehirn eines Ende des 2. Lebensmonats verstorbenen Kindes. Die Hörsphäre auf der Lithographie nach oben nicht scharf genug abgegrenzt, sie erstreckt sich bis ×. Erklärung im Text der Anmerkung 29 unter Hörsphäre.

Fig. 6. Sagittalschnitt (etwas weiter nach aussen als Fig. 3) durch das Gehirn eines angeblich im 5. Monat verstorbenen, vielleicht einige Monate älteren Kindes.

Alle Theile der weissen Substanz des ausgebildeten Gehirns markhaltig, nur stellenweise noch mit marklosen Fasern untermischt.

C P gp wie Fig. 3.

T Thalamus (lateraler Kern).

II Äusserer Kniehöcker.

× Substantia innominata Reil, graue Substanz zwischen Linsenkern und

M Mandelkern.

x—y Der Stabkranz des vorderen oberen und inneren Theiles der Körperfühlsphäre; derselbe verläuft von der inneren Kapsel (zwischen *P* und *C*) aus nach vorn und biegt bei *x* spitzwinklig nach oben und innen um. Dieser Stabkranztheil ist Fig. 3 noch nicht markhaltig, weshalb dort auch die vordere Region der Körperfühlsphäre weit markärmer erscheint als in Fig. 6.

V Seitenventrikel des Grosshirns.

Tafel IV.

Die Sinnescentren sind roth punktirt, die Associationscentren einfach grau getönt. Die dichter punktirten Abschnitte zeigen die Bezirke an, wo die meisten sensiblen Leitungen endigen (vgl. Anm. 29).

Fig. 7. Rechte Grosshirnhemisphäre von aussen.

\+ entspricht der Fig. 5 mit Gyrus occipitalis II bezeichneten Stelle.

Fig. 8. Innenfläche der linken Grosshirnhemisphäre.

1 Corpus mammillare.

2 Medianschnitt der Sehnervenkreuzung.

3 Querschnitt der vorderen Commissus.

4 vorderer Vierhügel.

5 Balken (Querschnitt).

6 Fornix.

7 Septum pellucidum.

Z Zirbel, median durchschnitten.

HS Haube } des Grosshirnschenkels.
T Fuss }

Tafel V.

Ich gebe hier zum ersten Mal eine genauere Karte der Leitungsbahnen des Grosshirns in zwei Horizontalebenen, welche sich von allen bisherigen Versuchen durch die Berücksichtigung der wirklichen topographischen Verhältnisse unterscheidet. Nur einige wenige Punkte sind schematisirt; in der Hauptsache habe ich mich genau an die Natur gehalten (vgl. z. B. Fig. 4, welche eine Ebene darstellt, die zwischen die zwei auf Fig. 9 dargestellten fällt).

Schematisiert ist links vor allem das Centre médian (gelb *m*) des Thalamus, welches auf der dargestellten Ebene in Wirklichkeit kaum ein Viertel des Durchmessers zeigt. Auch das mondsichelförmige gelbe Feld (Verlängerung der Linie *e* links) sollte etwas weiter an die innere Kapsel herangerückt sein. Dasselbe enthält die directen Stabkranzbündel von der Schleife (*4 d—e'* und *f* gelb rechts, *e* links) und den oberen Kleinhirnstielen (rother Kern *r—c* rechts gelb) zu den Centralwindungen, welche an der Türk'schen Hemianästhesie in hervorragendem Maasse Antheil haben. Das Bündel *II* braun, welches bei + in die innere Kapsel eintritt, ist an letzterer Stelle etwas zu umfangreich ausgefallen. Meynert hat es irrthümlicher Weise als Türk'sches Bündel bezeichnet; es verschwindet in der Hauptsache schon dicht über der Ebene der rechten Schnitthälfte bei *8* aus der inneren Kapsel, so dass nur ein kleiner Theil in der Ebene links noch vorhanden ist.

G Nucleus caudatus.
Pu Putamen.
iK Innere Kapsel (links Kniegegend).
Z Zirbel (halbirt).
T Thalamus opticus, Hauptkern.
V Thalamus opticus, vorderer Kern.
k und *i* (rechts) erstes und zweites Glied des Linsenkerns (Globus pallidus — weiss ohne Ton).

Zwischen *iK* (im braun rechts) und *ab* (gelb) der Luys'sche Körper grau getönt. Mit Ausnahme dieser, durch eine auffallend frühe Entwickelung sich auszeichnenden grauen Masse, gehören alle grau getönten Flächen zur Grosshirnrinde.

m Mittlerer Ventrikel des Grosshirns (centrales Höhlengrau).
A Lateraler Kern des Sehhügels, Abschnitt, welcher zuerst markhaltige Verbindungen mit dem rothen Kern (obere Kleinhirnstiele) und den Centralwindungen zeigt.

Die Ausdehnung der Sinnessphären der Rinde ist durch kurze farbige Striche markirt (roth Hörsphäre, grün Sehsphäre, braun [sollte gelb sein] Körperfühlsphäre im Bereich der 3. Stirnwindung; Sinnessphären des Gyrus fornicatus rechts blau, links gelb punktirt).

Schwarz.

1 Faserbündel, welches aus den grossen Zellen des mittleren Graus der vorderen Vierhügel durch die fontaineartige Haubenkreuzung etc. zum hinteren Längsbündel zieht (unter Abgabe von Collateralen an die Kerne des Oculomotorius und Trochlearis).

3 Faser von gleichem Ursprung, welche in der hinteren Commissur auf die andere Seite übertritt.

2 Radiärfaser zum centralen Höhlengrau (Reflexe vom Opticus auf den Oculomotorius).

☼ Oberes Ende der Formatio reticularis (oberer Lateralkern Flechsig) und Faser zum hinteren Längsbündel.

4 Centrale Haubenbahn (Flechsig, von Bechterew) im Querschnitt (von der grossen Olive zum Linsenkern).

5 Fasern des centralen Höhlengrau, welche vom Thalamus-Hauptkern etc. herabziehen zu dem Boden der Rautengrube etc.

6 Faser vom Nucleus caudatus zum Thalamus opticus.

7 Faser von der 3. Stirnwindung zur Substantia innominata.

8 Bahn vom Linsenkern zum centralen Höhlengrau (Umgebung der Kerne des Oculomotorius und Trochlearis).

9 Balkenfasern, welche von Zellen der rechten Grosshirnrinde (hauptsächlich Hör- und Sehsphäre) durch den Balkenwulst in das hintere grosse Associationscentrum links gelangen und hier zum Theil auch im Grenzgebiet gegen die Hör- und Sehsphäre enden.

9, Bündel dieser Art, welche speciell zum Knotenpunkt × × des hinteren grossen Associationscentrums in Beziehung stehen.

9' Fasern des Balkenknies, welche theils zur Insel, theils in das vordere Associationscentrum gelangen.

9'' Fasern dieser Art, welche zum „Pol" des Stirnhirns in Beziehung stehen.

10 (links) Vom Gyrus hippocampi entspringende Balkenfaser.

11 Centralneurone der Associationscentren, welche im Gegensatz zu den Neuronen *a* roth (links), *s'* grün nicht direct mit Sinnescentren zusammenhängen bezw. nicht mit Sinnesleitungen in Contact stehen.

12 (rechts) Fasern, welche aus der Gegend des Cingulum (Sinnessphären) in das frontale Associationscentrum gelangen. Der Ursprung dieser Fasern könnte bis zur Sehsphäre zurückreichen.

12 (links, punktirt) Associationsfaser, zwischen dem Knotenpunkt × × und der Körperfühlsphäre verlaufend.

p (schwarz) Associationsfaser, welche von der 3. Stirnwindung über die äussere Kapsel hinweg zur vorderen Centralwindung bezw. zur 1. Schläfenwindung (Hörsphäre) zieht, directes Associationssystem der ersten Urwindung (Flechsig), vor hinterem Ende abgeschnitten).

Braun. Motorische Bahnen des Hirnschenkelfusses.

I Frontale Grosshirnrinden-Brückenbahn.

II Temporale Grosshirnrinden-Brückenbahn.

P. Gegend der Pyramidenbahn.

Gelb. Bahnen der Körperfühlsphäre.

aa Bahnen vom rothen Kern (oder oberen Kleinhirnschenkel) zum Globus pallidus theils über, theils vor dem Luys'schen Körper verlaufend.

bb Bahnen aus derselben Quelle zum äusseren Kern des Sehhügels und zum Centre médian.

b' Fasern vom Centre médian zu den Centralwindungen und zu den vorderen Theilen der Körperfühlsphäre.

c Fasern der oberen Kleinhirnstiele (vorn) zum Luys'schen Körper und (hinten) zu den Centralwindungen.

d Medialer Haupttheil der Schleifenschicht.

ee' Fasern des medialen Haupttheils der Schleifenschicht zu den Centralwindungen.
Links von *e'* Fasern des medialen Haupttheils der Schleifenschicht zum Luys'schen Körper.

f Fasern des lateralen Hauptheils der Schleifenschicht zu den Centralwindungen (möglicher Weise auch die directe acustische Rindenbahn Held's einschliessend).

k Fasern vom Luys'schen Körper zum Globus pallidus.

ik' Fasern vom Putamen zum Globus pallidus und umgekehrt.

l Fasern vom Globus pallidus und der Substantia innominata zum Hauptkern des Sehhügels — zugleich Repensentanten der Fasern zwischen Globus pallidus und Körperfühlsphäre.

(*g* rechts Vicq d'Azyr'sches Bündel auf dem Querschnitt [sollte blau gefärbt sein].)

g (Stirnlappen links) Associationsneuron zwischen Körperfühlsphäre und frontalem Associationscentrum verlaufend.

n Stabkranzbündel (Projectionsneuron) der Körperfühlsphäre (3. Stirnwindung) zum Thalamus.

o Associationsfaser der 3. Stirnwindung zur Inselrinde.

r Associationsneuron, den Gyrus fornicatus mit dem frontalen Associationscentrum verknüpfend.

s Ein gleiches, nur weiter nach vorn verlaufend, so dass der Anschein entsteht, als gelangten die Fasern *w* und *x* bis in die Rinde des Stirnpols.

t' Langes Associationsneuron zwischen 3. Stirnwindung (Körperfühlsphäre) und Stirnpol (vgl. auch *s*).

x—u (steht zu hoch) Projectionsfaser, welche zwischen Sehhügel und Gyrus fornicatus verlaufend, dem Cingulum sich anlegt.

,V Projectionsfaser, welche zwischen Hauptkern des Sehhügels und vorderen Theil der Körperfühlsphäre (Gegend der 2. Stirnwindung) eingeschaltet ist.

w Projectionsfaser, welche aus dem Fasciculus subcallosus Muratoff's in den Gyrus fornicatus übergeht.

y Projectionsfaser der 3. Stirnwindung, vermuthlich centripetal leitend, vom Thalamus ausgehend (könnte u. a. auch von der Stabkranzfaser *II* roth der Hörsphäre erregt werden, oder umgekehrt Erregungen der 3. Stirnwindung auf Hörsphäre übertragen, Gehörshallucinationen auslösend).

z' Stabkranzbündel des Gyrus fornicatus, als hinterstes Bündel des Fasciculus subcallosus aus der inneren Kapsel nach hinten oben austretend.

Blau. Riechnerv und Adnexe des Gyrus hippocampi.

r Meynert'sches Bündel.

H Ganglion habenulae.

t Taenia thalami optici, rechts auf Querschnitt aufssteigend aus Substantia perforata anterior.

V Querschnitt der Fornixsäule hinter dem Ventriculus septi pellucidi.

ϱ Querschnitt des Fornix dicht vor dem Eintritt in das Corpus mammillare.

σ Fascia dentata mit Fimbria.

τ Subiculum cornu Ammonis.

ω Stabkranzbündel des Gyrus hippocampi, zu Linsenkern und Thalamus verlaufend (sollte sich theilen!).

η Projectionsfaser zwischen vorderstem Theil des Gyrus fornicatus (Riechsphäre) und Thalamus opticus.

ϑ Projectionsfaser, auf weitem Umweg durch das Stirnhirn zum Linsenkern ziehend.

2 Projectionsfaser zwischen Trigonum olfactorium und Thalamus (Linsenkern).

μ Projectionsfaser von der Substantia perforata anterior durch die äussere Kapsel zum Thalamus (Linsenkern) ziehend.

ξ (links) Lage derselben in höheren Ebenen.

Grün. Bahnen der Sehsphäre und des Sehnerven.

8 Äusserer Kniehöcker.

ε Bahnen desselben zur Fissura calcarina (der Macula lutea entsprechend).

β Fasern des Tractus opticus, welche, ohne mit dem äusseren Kniehöcker in Verbindung zu treten, zum vorderen Vierhügel ziehen (oberes Mark).

δ Projectionsfaser peripherer Abschnitte der Sehsphäre, rechts zum Pulvinar, links zur Mitte des Hauptkerns ziehend.

δ' Balkenfasern der linken Sehsphäre, welche durch den Balkenwulst nach rechts ziehen.

ε' Associationsneuron zwischen Sehsphäre und hinterem Theil des hinteren grossen Associationscentrums. Darüber eine gleiche Faser zum Punkt × ×.

ζ Projectionsfaser von peripheren Zonen der Sehsphäre zum vorderen Vierhügel (mittleres Mark; Bewegungsbahn?), giebt eine (hypothetische!) Collaterale ab (punktirte Linie).

Roth. Gehörleitung etc.

h Hinterer Vierhügel, in welchem, von unten kommend, die laterale Schleife (die Fortsetzung des Nervus cochlearis) endet. Jeder untere Vierhügel giebt an seinen Bindearm wie auch den der anderen Seite Fasern ab, welche nach

gi Innerer Kniehöcker ziehen und hier zum Theil enden; die Fortsetzung der Leitung vereinigt sich nach aussen vom Kniehöcker mit der Leitung

α Directe akustische Rindenbahn Held. Beim Punkt ◆ geht die sichere Spur der letzteren verloren.

I Akustisches Projectionssystem, Stabkranzneuron der Cochlearisleitung, rechts von unten her zur Hörsphäre aufsteigend, links von oben her eintretend und Bündel an vordere und hintere Quer- und 1. Schläfenwindung abgebend.

II Stabkranzbündel der Hörsphäre, vielleicht centrifugal leitend (oder Vestibularis?).

a Associationsfaser der Hörsphäre, bis zur 2. Schläfenwindung reichend.

a' Desgl. bis zum Gyrus occipitalis *II* reichend.

a''' Balkenfaser der Hörsphäre (Verlauf etwas schematisirt, da diese Fasern in Wirklichkeit dorsal über den Seitenventrikel hinweg ziehen).

× Vordere Grenze der Associationsneurone der Hörsphäre in der Insel.

Fig. 1.

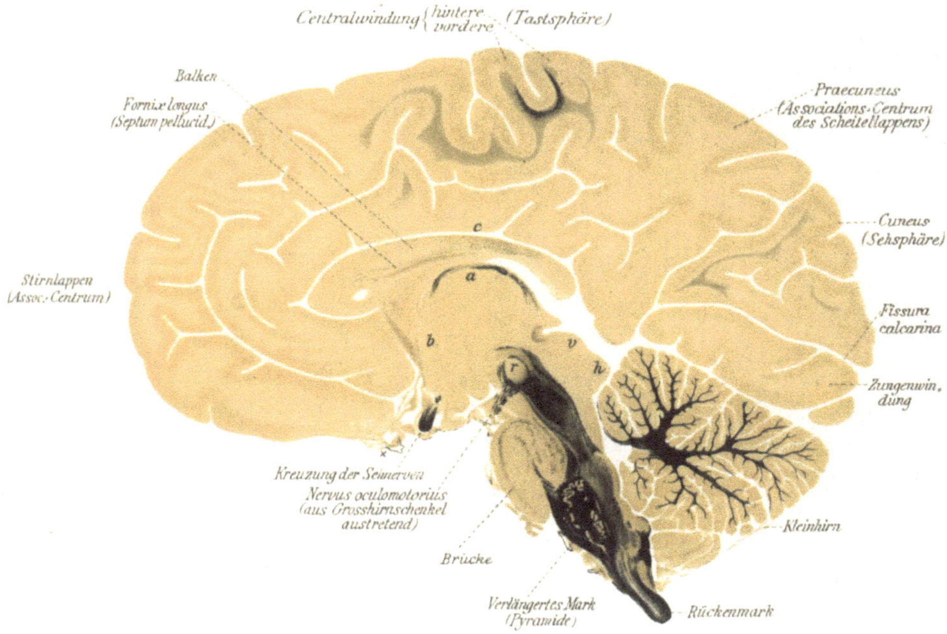

Fig. 2.

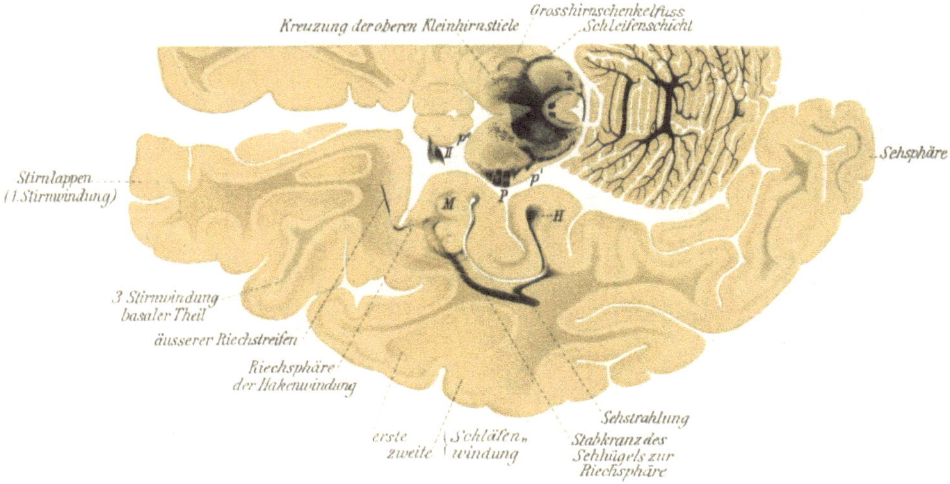

Verlag Veit & Comp. Leipzig.

Lith. Anst. v. E. A. Funke, Leipzig.

Fig. 3.

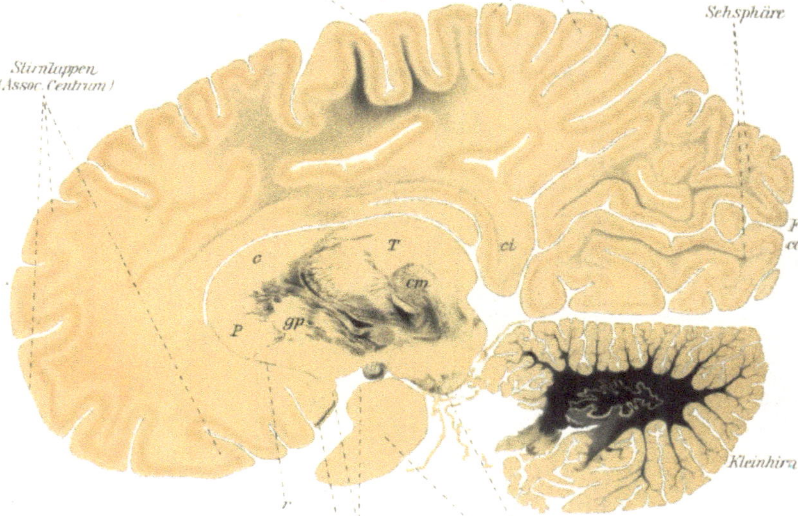

Fig. 4.

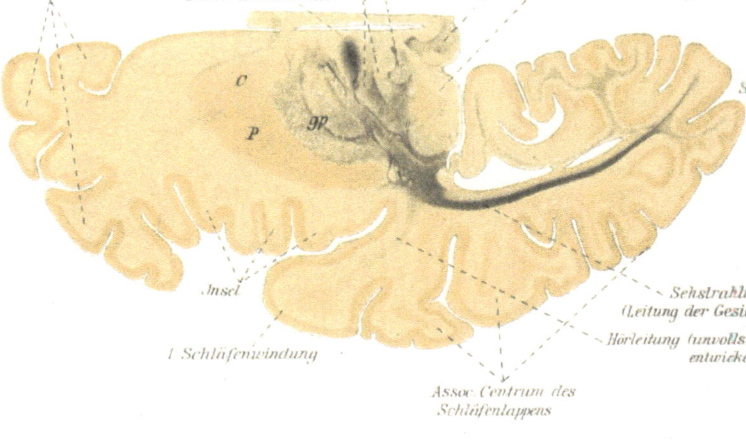

Verlag Veit & Comp. Leipzig. Lith. Anst. v. E. A. Funke Leipzig.

Fig. 5.

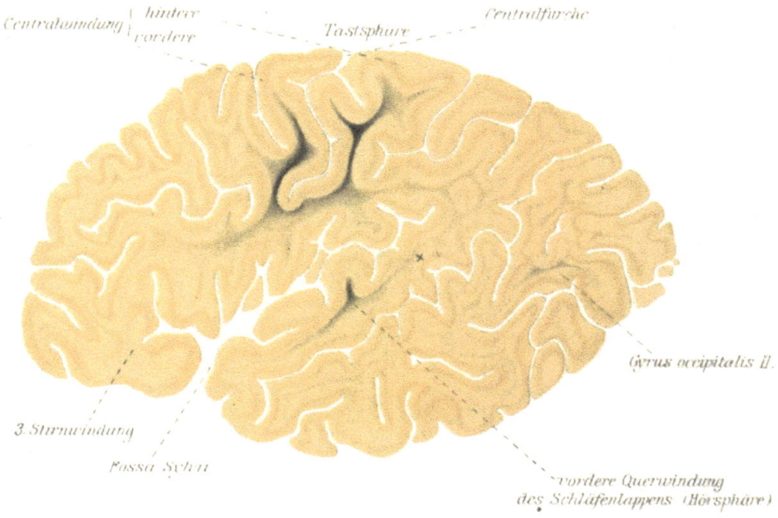
Centralwindung
hintere
vordere
Tastsphäre
Centralfurche
Gyrus occipitalis II.
3. Stirnwindung
Fossa Sylvii
vordere Querwindung
des Schläfenlappens (Hörsphäre)

Fig. 6.

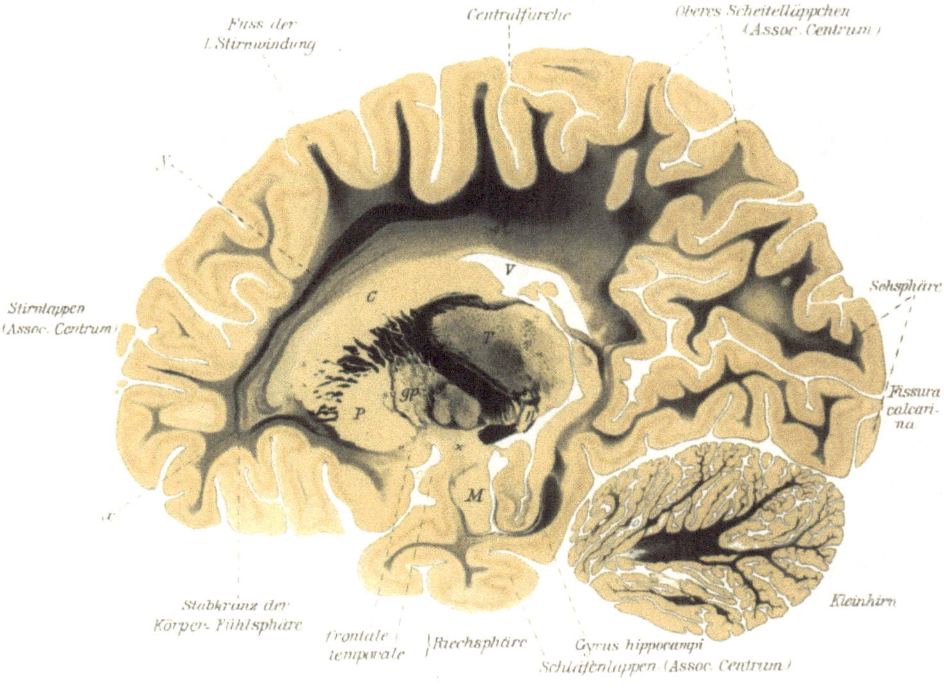
Fuss der
I. Stirnwindung
Centralfurche
Oberes Scheitelläppchen
(Assoc. Centrum)
V
C
T
P
gp
M
Sehsphäre
Stirnlappen
(Assoc. Centrum)
Fissura
calcari-
na
Kleinhirn
Stabkranz der
Körper-Fühlsphäre
frontale
temporale
Riechsphäre
Gyrus hippocampi
Schläfenlappen (Assoc. Centrum)

Fig. 7.

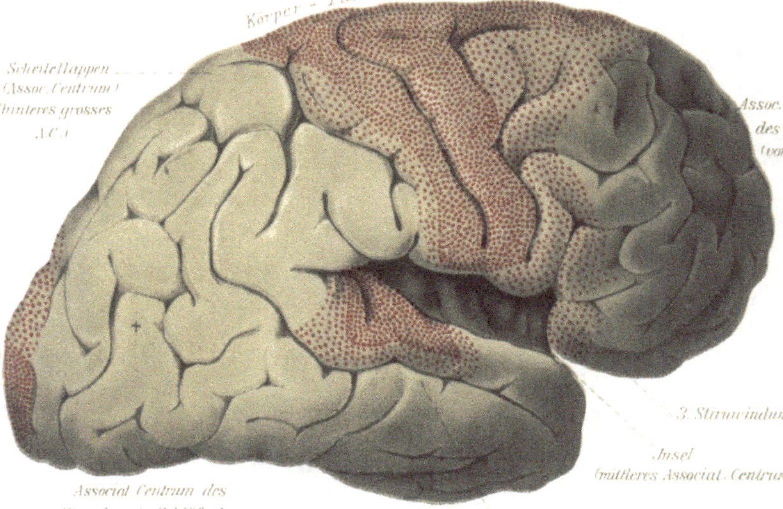

Fig. 8.

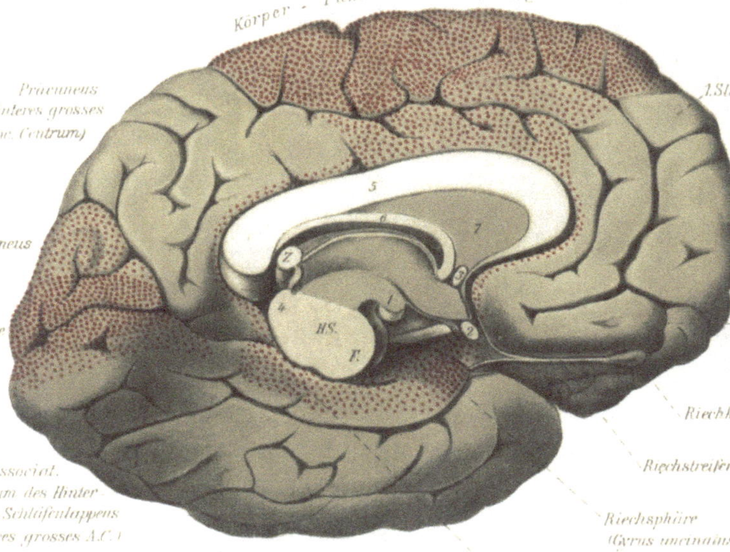

Verlag Veit & Comp. Leipzig. Lith. Anst. v. E.A. Funke Leipzig.

Fig. 9.

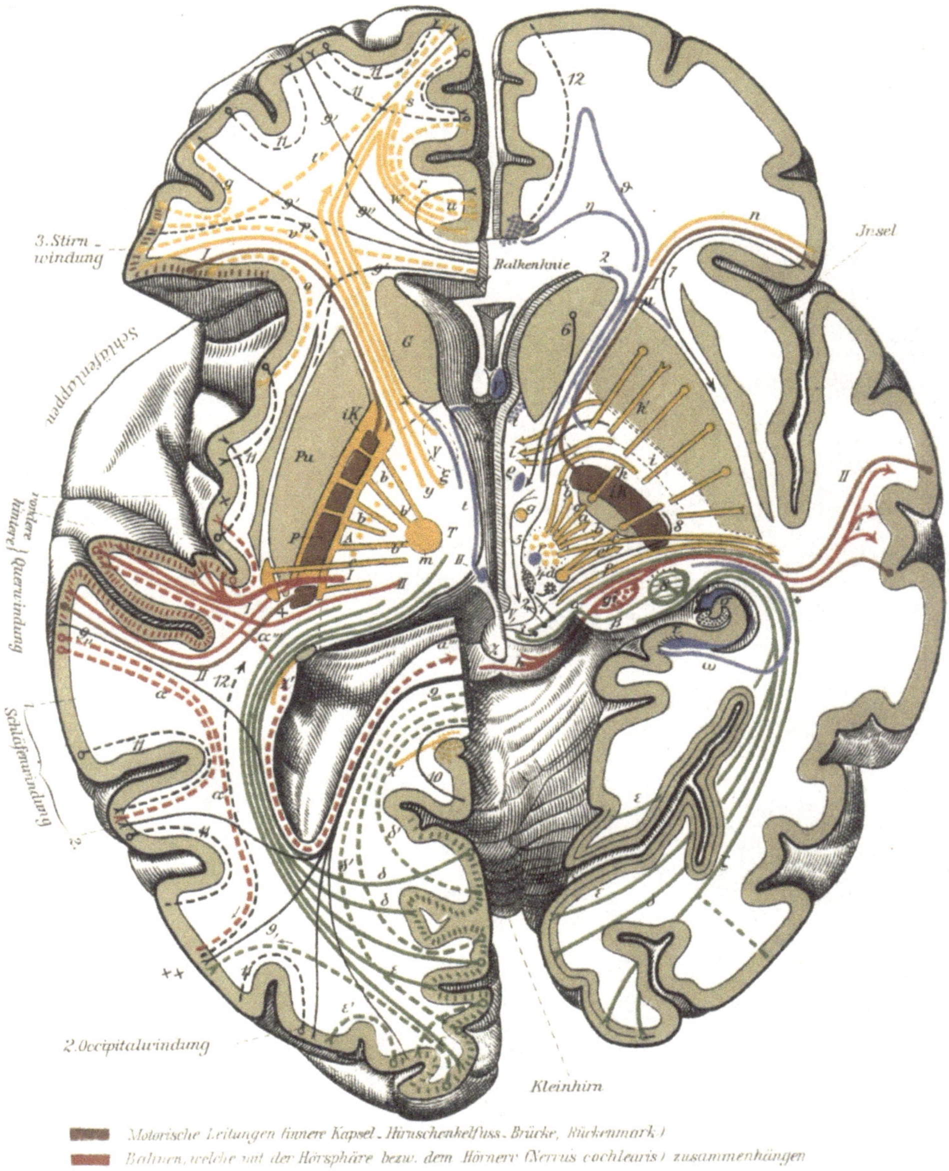

Motorische Leitungen (innere Kapsel - Hirnschenkelfuss - Brücke, Rückenmark)

Bahnen, welche mit der Hörsphäre bezw. dem Hörnerv (Nervus cochlearis) zusammenhängen

" " " " Sehsphäre " " Sehnerv "

" " " " Riechsphäre, Riechnerv und Gyrus hippocampi "

" " " " Tastsphäre, sensiblen Haut-
(Körperfühlsphäre) Sehnen- } Nerven "
Muskel- u. Eingeweide-

links: Associations-Fasersysteme, welche in der linken Hemisphäre nur innerhalb der Associations-Centren sich verzweigen, soweit sie aber (im Balken 9 9[1]) die Mittellinie überschreiten auf der anderen Seite zum guten Theil mit Sinnescentren zusammenhängen

rechts s. Tafel-Erklärung

Verlag Veit & Comp. Leipzig.

Lith. Anst. v. E. A. Funke, Leipzig.

FSC
www.fsc.org
MIX
Papier | Fördert
gute Waldnutzung
FSC® C083411

Zeitfracht Medien GmbH
Ferdinand-Jühlke-Straße 7
99095 Erfurt, Deutschland
produktsicherheit@kolibri360.de